复旦大学公共卫生与预防医学一流学科建设 —— 健康中国研究院系列

The Model Construction and Empirical Research for
Translation and Adoption of New Health Technology

医学新技术转化应用
模型构建及实证研究

陈英耀　魏　艳　明　坚　著

U0377258

复旦大学出版社

前　言

随着人民群众生活水平的不断提升以及世界范围内的人口老龄化,公众对于健康的客观需求促进了作为卫生服务重要载体与基础条件的医学新技术的不断产生与快速发展。近年来,精准医疗概念的提出无疑将在全球范围内掀起医学技术及其相关产业的一场新的革命。在我国,自党的十八大以来,在党的相关文件中多次提到了实现创新驱动发展,加快科技成果转化,让人民群众共享科技创新成果。与此同时,随着转化医学潮流的涌来,各类医学新技术的研发周期已大为缩短,医学技术的发展正在加速,从基础和应用研究、开发、首次被利用、临床试验、早期使用、推广使用,到被广泛接受和淘汰,一个技术的生命周期逐渐缩短。因此,在这样的背景下,越来越多的医学科技创新成果被投入临床应用。

医学新技术快速投入临床应用,一方面带来了诸多积极的社会效应,另一方面给人群健康带来的消极影响也日益凸显。这些消极影响在个人层面可能是其造成新的医疗健康安全隐患,导致疾病负担加剧,而在宏观层面则可能导致社会资源虚耗、环境污染等负面效应。与此同时,由于医学新技术高额生产成本的投入,不可避免地会与较高的临床医疗费用产生关联,加上医学新技术的安全性、有效性及社会伦理适应性等方面的不确定性与风险,新技术成为卫生政策决策者及临床使用者关注的重点。作为卫生服务的实现者,临床医师往往是技术使用过程中最主要的决策者,因此临床医师是实现医学新技术成功转化的实践者。然而文献研究却发现目前对于医师新技术使用行为的研究相对较少。本项研究聚焦于医学新技术的临床应用,运用多种科学研究方法,实现理论探析与实证分析相结合、定性分析与定量研究相结合,明确医学新技术转化应用过程中的各个环节,识别可能影响医学新技术转化应用的内外部因素,系统构建基于医生与患者使用行为的医学新技术转化应用模型,为医学新技术的监管提供相应的研究依据。

2022 年 10 月

目　录

第一章　研究背景与意义 1

一、研究背景 1

（一）医学新技术转化应用面临的机遇 1

（二）医学新技术转化应用面临的挑战 2

二、国内外研究综述 3

（一）新兴卫生技术的管理 4

（二）医学新技术转化应用研究现状 7

三、国内外医学新技术临床应用研究总结 16

四、研究契机 17

（一）医学新技术转化应用的界定 17

（二）知识转化与医学新技术临床应用相结合研究的必要性 ... 18

（三）临床医师与患者新技术使用行为作为重要节点研究的必要性 18

（四）卫生技术评估的理念与新技术转化应用相结合的必要性 ... 18

五、研究意义 19

第二章　研究方法与实施方案 20

一、研究目的 20

二、研究内容 20

（一）医学新技术转化应用的相关理论分析 20

（二）医学新技术转化应用的影响因素识别与概念模型构建 ... 20

（三）医学新技术临床应用现状分析及影响因素筛选 21

（四）医学新技术的转化应用模型构建及实证研究验证 21

（五）提出促进医学新技术合理使用的对策建议 21

三、研究框架 21

（一）社会生态理论 21

（二）渥太华研究利用理论模型 22

四、研究方法 22

（一）定性研究 22

（二）定量研究 23

（三）社会网络研究 24

五、技术路线 25

六、研究实施方案 26

（一）设计调查问卷和调研方案 26

（二）预调查与调查工具的完善 27

（三）开展正式调查 28

第三章　医学新技术转化应用的相关理论及因素分析 30

一、医学新技术转化应用的相关理论分析 30

（一）知识转化理论 30

（二）技术接纳理论 31

（三）技术扩散理论 32

（四）层次理论 35

（五）组织层面因素对于新技术转化应用的理论分析 35

二、医学新技术转化应用的利益相关因素分析 36

（一）社会环境因素 36

（二）医院相关因素 36

（三）医师因素 36

（四）技术特性与卫生技术评估证据因素 38

（五）社会网络因素 38

（六）利益相关者推动因素 38

（七）患者因素 38

三、医学新技术转化应用的概念模型构建 38

（一）基于医师使用行为的新技术转化应用概念模型 38

（二）基于患者使用行为的新技术转化应用概念模型 39

第四章　样本省(直辖市)及医疗机构基本情况 41

一、研究目的 41

二、研究内容 41

三、研究方法 41

(一) 现有资料来源 41

(二) 数据分析方法 42

四、研究结果 42

(一) 样本省市的基本情况概况 42

(二) 样本市(区)的基本情况概况 44

(三) 样本医疗机构基本概况 45

(四) 样本医疗机构医学新技术的使用情况分析 48

(五) 样本医疗机构药物涂层支架、高通量基因测序的开展情况 50

(六) 影响医学新技术转化应用的宏观因素分析 51

五、讨论 53

(一) 三级医院的资源配置优于二级医院 53

(二) 三级医院新设备配置数量高于二级医院,两者在新器械的
配置方面无明显差异 54

(三) 近年来,不同级别医院的新药引进并无明显差异 54

(四) 国产药物涂层支架的使用量及使用金额均优于进口支架 54

(五) 宏观层面影响新技术转化应用的因素分析 54

第五章　医院层面的医学新技术转化应用因素分析 55

一、研究目的 55

二、研究内容 55

三、研究方法 55

(一) 社会网络介绍 55

(二) 医院组织社会网络调查 56

(三) 数据分析 56

四、研究结果 57

(一) 医院管理者人口学特征 57

(二) 医院管理者对于医院引进新技术的认知、态度分析 59

(三) 医院管理者视角下影响医院引进医学新技术的因素分析 60

　　　（四）医院管理者视角下医学新技术临床应用面临的机遇与挑战分析......63

　　　（五）医学新技术引进过程中的医院支持......64

　　　（六）医院组织社会网络分析......65

　　　（七）医院层面的医学新技术转化应用相关影响因素分析......69

　五、讨论......72

　　　（一）医院管理者对于医院引进新技术的态度积极......72

　　　（二）医院引进医学新技术的机遇与挑战......72

　　　（三）医院对医学新技术的相关支持......72

　　　（四）医院组织社会网络在新技术引进过程中的探究......73

　　　（五）其他组织社会网络对新技术引进的影响......74

　　　（六）医药企业及行业协会/学会在新技术的医院接纳过程中起

　　　　　非常重要的作用......74

第六章　临床医师层面的医学新技术转化应用因素分析......75

　一、研究目的......75

　二、研究内容......75

　三、研究方法......75

　　　（一）资料收集方法......75

　　　（二）调查工具......76

　　　（三）资料分析方法......76

　四、研究结果......77

　　　（一）样本医师人口学特征......77

　　　（二）样本医师对于医学新技术的认知、态度及使用意愿......78

　　　（三）样本医师对于新技术的使用情况......80

　　　（四）医师视角下医学新技术使用过程中的外部相关因素分析......81

　　　（五）医学新技术的使用为临床医师带来的益处......87

　　　（六）医学新技术使用过程中医师社会网络的影响......88

　　　（七）医师层面影响医师新技术使用的相关因素分析......98

　五、讨论......100

　　　（一）临床医师对于处于不同成长周期阶段技术的认知与态度......100

　　　（二）医师对处于不同生命周期阶段的技术的使用行为不同......101

　　　（三）不同成长周期的新技术其受到的外部相关因素影响不同......102

（四）社会网络因素对医师新技术使用作用的解读........................103

第七章　**患者层面的医学新技术转化应用因素分析**........................104

一、研究目的........................104

二、研究内容........................104

三、研究方法........................104

（一）资料收集方法........................104

（二）调查工具........................105

（三）资料分析方法........................105

四、研究结果........................106

（一）样本患者人口学特征........................106

（二）患者对医学新技术的认知、态度与使用意愿........................108

（三）患者参与医学新技术的临床决策........................108

（四）患者对新技术的使用行为........................113

（五）患者对新技术使用后的感知........................113

（六）患者层面医学新技术转化应用的相关因素........................115

五、讨论........................116

（一）本研究的特点与研究框架........................116

（二）SDM 量表在我国新技术使用的医患共同决策测量中具有较高
的信度与效度........................117

（三）患者视角下医患共同决策的模式应用较为广泛........................117

（四）医患共同决策促进患者满意度及患者对新技术的使用........................117

（五）本研究检验并改进了相关研究框架........................118

第八章　**技术层面的医学新技术转化应用因素分析**........................119

一、研究目的........................119

二、研究内容........................119

三、研究方法........................119

（一）现场调查资料收集方法........................119

（二）文献研究方法........................119

（三）研究框架........................120

（四）资料分析方法........................120

四、研究结果 120

    （一）临床医师对于循证依据的获取来源 120

    （二）临床医师对技术特性的感知 124

    （三）卫生技术评估在医学新技术的使用过程中的作用 126

    （四）技术层面影响医师对新技术使用的相关因素分析 128

五、讨论 129

    （一）本研究的特点 129

    （二）医师在新技术使用过程中首先考虑技术的安全性与有效性 130

    （三）卫生技术评估研究证据与医师对新技术的使用具有一致性 130

第九章　医学新技术转化应用的定量模型构建 132

一、研究目的 132

二、研究内容 132

三、研究理论模型 132

四、研究方法 133

    （一）数据收集方法 133

    （二）数据分析方法 133

    （三）指标纳入情况 134

五、研究结果 136

    （一）医学新技术转化应用模型构建 136

    （二）药物涂层支架转化应用模型构建——基于医师使用行为 144

    （三）高通量基因测序技术转化应用模型构建——基于医师使用行为 ... 148

六、讨论 151

    （一）本研究的特点 151

    （二）多水平分析在医学新技术转化应用模型构建中的适用性 152

    （三）基于医师使用行为及基于患者使用行为分析的适用性 152

    （四）影响医师及患者使用新技术行为因素的差异性 152

    （五）医院的组织社会网络对医师使用新技术的行为具有影响，

        而医师个人中心网对医师行为未有影响 153

第十章　医学新技术转化应用的定性研究 154

一、研究目的 154

二、研究内容 154

三、研究方法 154

    (一) 研究工具 154

    (二) 研究工具完善 155

    (三) 现场定性访谈 155

    (四) 资料整理与分析 155

    (五) 转录文本分析与编码 155

    (六) 质量控制 155

四、研究结果 156

    (一) 新技术的引进 156

    (二) 新技术的使用与管理 163

    (三) 新技术使用后评估 165

    (四) 新技术引进及使用过程中的利益相关人员 166

五、讨论 167

    (一) 定性研究可以一定程度弥补定量研究的不足 167

    (二) 二、三级医院基本形成了一整套新技术的引进及管理反馈机制 .. 168

    (三) 政策因素在医院新技术引进过程中起非常重要的作用 168

    (四) 影响医院新技术引进的因素分析 169

第十一章　研究总结与建议 170

一、研究总结 170

    (一) 医学新技术转化应用的模式 170

    (二) 影响医学技术转化应用的因素 172

    (三) 医学技术转化应用不同模式的差异性 176

二、对策建议 177

    (一) 促进卫生技术评估研究与技术转化应用研究的融合 177

    (二) 加强各部门合作,完善相关政策机制,保证政策指向的一致性 ... 177

    (三) 建立医学新技术的技术评估机制,促进其常态化发展 177

    (四) 建立并强化"由上而下"一整套的医学新技术"事中"与"事后"
        监管机制 178

    (五) 完善医院对于职工的奖惩机制,确保具有成本-效果,安全有效
        的新技术的临床使用 178

（六）强化医患沟通交流，保证患者在新技术使用过程中的知情权，
　　　促进患者参与医疗决策 178
三、主要创新点 179
（一）从系统及转化的视角下，建立了基于组织及个人层面的
　　　多水平模型 179
（二）医师与患者关联，探究了患者参与在新技术临床应用过程中
　　　的作用 179
（三）将"行动者"的社会网络特征引入多水平的模型构建 179
（四）在我国首次探究了卫生技术评估证据对技术扩散的影响 180
四、研究不足之处 180

参考文献 181

附表1　医生调查表 190
附表2　患者调查表 198
附表3　缩略词中英文对照表 203

后记 204

第一章

研究背景与意义

一、研究背景

从传染性疾病、寄生虫病和地方病,到慢性非传染性疾病等,在各种疾病威胁健康的过程中,医学技术作为卫生服务的重要载体与基础,不仅面临着医学技术本身的创新发展问题,也面临着如何实现由基础研究到临床应用的知识转化,成为在医疗服务实践中广泛应用的普适性工具问题。我国的卫生服务体系不仅需要同时应对第一次卫生革命和第二次卫生革命的双重任务,还需要不断地改善人群生命质量。因此,更应以全面、整体和系统的角度思考各类医学技术在其整个生命周期各环节的科学问题。

医学技术的发展彰显科技进步给人类健康水平带来的积极效应。它能够缓解患者症状、治愈疾病、提高生命质量,也能从整体上产生良好的经济和社会效益。例如,CT、MRI 技术的广泛使用使一些疾病的早发现、早诊断及早治疗成为可能;血液透析和器官移植技术使得许多原本身患绝症的人延续了生命;人类在基因领域的技术进步则更包含着未来的无限可能性。

越来越多的医学新技术以越来越快的速度进入临床,用于临床的检验及治疗。在新一轮医药卫生体制改革不断深化及社会转型的特殊时期,医学新技术面临着前所未有的机遇与挑战。

(一) 医学新技术转化应用面临的机遇

1. 医学模式转变的客观需求推动了医学新技术的快速发展 随着人民群众生活水平的不断提升以及世界范围内的人口老龄化,公众对于健康的客观需求促进了作为卫生服务重要载体与基础条件的医学新技术的不断产生与快速发展。近年来,精准医疗概念的提出无疑将在全球范围内掀起医学技术及其相关产业的一场新的革命。然而不同的卫生服务革命任务不仅要求医学技术本身能够创新发展,也要求其能尽快地完成由基础研究到临床应用的知识转化。我国人口老龄化在不断加剧,传染性疾病、寄生虫病、地方病以及慢性非传染性疾病也威胁着人们的健康,因此,对医疗卫生及相关技术的客观需求是医学新技术快速发展的一种必然趋势。

2. 国家相关政策的颁布促进了医学新技术被快速投入临床应用　2013年,国务院印发了《关于促进健康服务业发展的若干意见》,明确鼓励健康服务相关支撑产业如药品、医疗器械、康复辅助器具、保健用品及健身产品等研发制造产业的发展。自 2012 年十八大以来,在党的文件中多次提到了实现创新驱动发展,加快科技成果转化,让人民群众共享科技创新成果。习近平总书记在党的二十大报告中强调,创新驱动发展战略,开辟发展新领域、新赛道,不断塑造发展新动能、新优势。一系列从中央到地方的政策为新技术的快速发展提供了很好的支持。

3. 转化医学的快速发展促进了新技术的临床应用　根据加拿大卫生研究院相关研究人员的界定,知识转化是指在研究人员和知识成果使用者互相合作的复杂系统内,交流、整合并合乎伦理地在实践中有效运用知识的全过程。它促进了不同学科知识向医学实践领域的渗透、移植与转化,打破了基础医学与药物研发、临床及公共卫生之间的固有瓶颈和转化障碍,缩短了基础研究和临床及公共卫生的距离,推动了医学技术研发、试验、使用等环节的一体化和更富效率,提升了医学技术水平。因此,知识转化已成为一种不可逆转的医学发展新趋势,随着转化医学潮流的涌来,各类医学新技术的研发周期已大为缩短,医学技术的更新换代也在逐渐加速,从基础和应用研究、开发、首次被利用、临床试验、早期使用、推广使用,直到被广泛接受和淘汰一个技术的生命周期逐渐缩短。越来越多的医学新技术以越来越快的速度被投入临床,用于临床的诊断及治疗。特别是在 2003 年,美国国立卫生研究院(National Institutes of Health,NIH)正式提出转化医学(translational medicine)的概念之后,转化医学对于医学新技术的促进趋势逐渐加快。

(二) 医学新技术转化应用面临的挑战

1. 新技术临床应用的风险性分析　正如上文所述,医学新技术快速进入临床,一方面带来了很多正向积极的社会效应,另一方面给人群健康带来的负面影响和不良冲击也日益凸显。这些消极影响在个人层面是其可能造成新的医疗安全隐患和健康问题,导致疾病负担加剧,而在宏观层面则可能导致社会资源虚耗、环境污染等负面效应。有研究指出,由于医学新技术高额的生产成本投入,不可避免地会与较高的临床医疗费用产生关联。国外对于这方面的研究显示,高达 5％的医疗费用是由于新兴卫生技术的使用产生的。此外,2000 年 7 月通过美国食品药品监督管理局(Food and Drug Administration, FDA)市场认证后进入临床应用的"达芬奇"机器人手术系统促进了医学的进步,但是它的高昂设备和配件投入与患者的支付能力之间的矛盾,与腔镜手术之间的效果比较以及疾病适应证等都存在很多的争议;冠脉内支架手术治疗冠心病的适应证和昂贵的医疗费用问题广受社会诟病。近年来,兴起的基因测试与治疗技术第二代基因测序给许多疾病带来了希望和机会,但技术的稳定性、有效性、安全性、经济性和社会伦理影响存在着广泛的未知性和不确定性。此外,纯粹的基因技术和医学实践的间隙融合和普遍应用还存在着许多挑战。

2. 临床医师在新技术转化应用中的作用与重要性　临床医师在新技术的使用过程中具有重要的作用。有研究指出,技术使用过程的主要高额费用不是来自于创造生产技术的花费,而是主要来自于技术产生后如何促进技术的早期应用。加上医学新技术的安全性、有效性及社会伦理的不确定性与风险性,新技术被很多卫生政策的决策者认为是高额的医疗费用及医患关系恶化的关键因素。而在这一过程中,由于信息优势,医师在临床决策中是技术使用的主要决策者,尤其是在我国长期形成的医师单方面决策的诊疗模式背景下,尽管近年来对于患者参与医疗决策的呼声越来越高,但是已有的模式很难在短时间内进行快速转变。在很多决策情境下,医师还是处于主要的决策地位。已有的研究却发现目前对医师使用新技术行为的相关研究比较少,由于临床医师在新技术使用过程中处于关键地位,对临床医师行为的研究显得尤为必要。

3. 临床医师诊疗行为的群体倾向性　一般说来,群体成员的行为,通常具有跟从群体的倾向。当他发现自己的行为和意见与群体不一致,或与群体中大多数人有分歧时,会感受到一种压力,这促使他趋向于与群体一致的从众行为。以医院为单位,同一家医院的医师面临着同样政策环境、资源条件与组织影响。因此,医师的行为也具有群体倾向,尤其是在目前我国医患关系紧张的形势下,医师的这种处方从众行为越来越明显。已有研究表明,同一个组织内的医师会将同事作为主要的信息源与借鉴以控制其不确定性,相同组织环境下的医师的行为具有同质性,而不同组织环境下的差异性较为明显。

二、国内外研究综述

科学技术贡献于人类健康事业,最主要的途径就是通过卫生技术的发展。

随着科学技术在医疗卫生事业发展中的贡献率越来越高,卫生技术已成为医疗机构提高医疗服务水平和核心竞争力的重要途径,也是卫生事业科学发展的重要驱动力。但与此同时,不断发展的新兴卫生技术也带来了卫生费用不断上涨的问题。因此,如何对如今百花齐放的新兴卫生技术进行管理、控制卫生费用、取得更好的社会经济价值,是当前各个国家卫生事业的重要研究方向。

新兴卫生技术(又称为卫生新技术、新出现的卫生技术等)具体的定义因涉及的技术发展阶段而略有区别。基于新兴卫生技术国际信息协作联盟(the International Information Network on New and Emerging Health Technologies)的定义,将新技术分为新技术(new health technologies)和新出现的技术(emerging health technologies)。前者是指已经被采用的技术,并且刚刚在临床使用不久,通常是刚刚上市或者处在上市后使用的早期阶段。后者是指还未被卫生系统所采用的技术,如处于临床试验 n、m 期的药品,或者是上市前的药品;对于医疗仪器来说,是处于上市前,或者上市后的 6 周以内,或者虽然上市,但销售量不到 10% 或只在一些医学中心使用。

与成熟的卫生技术相比,新兴卫生技术具有以下特征:①临床上刚刚投入使用或正处于实验期,在效果方面具有高度的不确定性;②技术进入临床后仍然继续发展,处于动态变化的过程中;③由于信息的滞后性,决策者尚不能获得大量的评价信息。

(一) 新兴卫生技术的管理

1. 新兴卫生技术管理简介　　卫生技术评估起源于 20 世纪 70 年代。当时,一些国家的卫生保健费用急剧上涨,对卫生政策产生较大影响。尤其在美国,由于新技术的发展迅速,各种昂贵的高新技术使用频繁。国家要对这些费用进行控制,势必要对这些新技术的开发、估价、实施及其应用予以管理。因此,美国建立了国家卫生保健技术中心,首次提出了卫生技术评估(health technology assessment,HTA)的概念,为新兴卫生技术管理奠定了基础。随后,该领域的研究在美国和欧洲各国开发,逐渐传播到全世界其他国家。

然而,早期的 HTA 机构可能需要用 3～4 年时间来完成一份完整的报告,过长的评估周期会导致决策者无法将其作为决策依据。随着 HTA 在世界各地的发展,出现了对新兴技术早期和及时评估的需求,人们逐渐意识到评估时效对卫生行业决策者做出决策判定的重要性。在技术上市或开展实施前,提供早期及时的评估是非常重要的。早期评估将有助于决策者有足够的时间来为一项新技术制订应用方法。

1980 年，Banta 与 Gelijns 提出要为新兴卫生技术的识别与早期评估制定系统性方法，从而为决策者预先提供该项技术的有关建议，而后世界上第一个卫生技术早期预警系统（early warning system，EWS）在荷兰创立。1999 年，几个国家新兴卫生技术早期预警系统合作建立了欧洲新兴卫生技术信息网络（EuroScan International Network，简称 EuroScan），这标志着国际联盟性的新兴卫生技术早期监测合作网络的诞生。EuroScan 快速发展成为该领域拥有相关成员机构最多的国际组织网络。该网络目前已有 10 多个国家的 20 余个组织加入。这些国家包括加拿大、丹麦、挪威、瑞典、澳大利亚、新西兰、荷兰、英国、以色列、西班牙、法国和瑞士等。除了 EuroScan 和它的成员国，也有许多其他国家的组织建立了水平扫描系统，如美国等。

2. 早期预警系统　　早期预警系统也被称为水平扫描系统（horizon scanning system，HSS），是对新兴卫生技术进行识别、筛选与设置优先级以及后续评估，帮助改进决策过程，为卫生决策者是否采用该技术提供及时、有用、充分、合理的相关信息的一个系统，能够有效地管理对新兴卫生技术的评估，使评估活动更加合理。在循证医学、循证政策愈发受到重视的今天，各相关利益群体都需要更快、更权威、更有针对性的决策信息作支撑。在卫生技术评估资源有限的情况下，又要使卫生总费用不过快增长，采用 EWS 进行技术评估无疑是当前的最佳选择。

1999 年，几个国家新兴卫生技术 EWS 合作建立了 EuroScan。它是一个用于分享新兴卫生技术的早期鉴定、评估方法信息的国际合作网络，为各国决策者提供关于新兴技术的及时信息。该组织致力于推动新兴卫生技术早期预警监测方法学的研究，以及构建国际性的新兴卫生技术早期监测评估共享权威数据库，汇集各机构成员智慧，促进信息交流与共享。

（1）不同国家和地区的 HSS：在有 HSS 的不同国家和地区，由于一般情况、经济实力、卫生保健体制、卫生系统的结构等各不相同，它们的水平扫描组织的实施层次、所属机构和服务对象都有很大区别（表 1-1）。

表 1-1　各国的水平扫描组织及其实施层次、所属机构以及服务对象

HSS	国家	所属组织	服务对象
巴斯克卫生技术评估办公室（SorTek）	西班牙	HTA 机构	地区卫生部
安达卢西亚自治区卫生技术评估机构（DETECTA）	西班牙	HTA 机构	地区卫生部

（续表）

HSS	国家	所属组织	服务对象
新兴卫生技术信息系统（SINTESIS）	西班牙	HTA 机构	卫生专业人员网络
卫生委员会（Gr）	荷兰	政府咨询机构	卫生部
新技术评估和传播委员会（CEDIT）	法国	HTA 机构	巴黎公立医院集团
国家水平扫描中心（NHSC）	英格兰威尔士	伯明翰大学公共卫生与流行病学院	英格兰和威尔士卫生部
瑞士联邦公共卫生办公室（SFOPH）	瑞士	联邦公共卫生办公室	卫生部
挪威卫生服务研究中心（NOKC）	挪威	国家卫生服务研究中心	—
瑞典卫生技术评估委员会（SBU-ALERT）	瑞典	HTA 机构	—
丹麦卫生技术评估中心（DACEHTA）	丹麦	HTA 机构	—
加拿大新兴技术评估项目（CETAP）	加拿大	HTA 机构	—
卫生技术政策部门（DMTP）	以色列	卫生部	卫生部
澳大利亚与新西兰水平扫描网络中心（ANZHN）	澳大利亚、新西兰	HTA 机构和澳大利亚新干预措施安全性和有效性评价数据库——外科部分	各州卫生部长

表1-1显示大部分的 HSS 是国家或地区的 HTA 机构的一部分。尽管这些 HSS 有共同的目标，但是它们在规模、资源、运作层次、权限及组织结构方面还是存在较大区别，因此评估时的具体流程也有所不同。有些国家的 HSS 拥有明确的服务对象，而有些国家没有。例如，在英国，国家水平扫描中心（NHSC）向国家卫生部提供信息；在挪威等国家，HSS 没有明确的服务对象。

（2）EWS 的流程：对新兴卫生技术进行早期辨别和评估的组织通常包括 5 项任务——识别和筛选、设置优先级、评估、监测评估结果及传播评估结果。但也并非每个组织的 EWS 都会完成这 5 个步骤，具体细节根据国家和地区的自身情况而定，此处只介绍一般情况。

1) 识别和筛选:新兴卫生技术发展过快,难免良莠不齐,为了避免不必要的卫生技术评估费,首先对新兴卫生技术进行识别、筛选,过滤掉其中无价值或成本-效果明显不佳的新兴技术。在识别和筛选的过程中就需要初步收集与该新兴技术有关的资料,来辅助决策者进行判断。

2) 设置优先级:由于卫生技术评估资源有限,需要对新兴卫生技术进行优先级设置,以确认哪些技术值得进一步进行评估,哪些技术还需进一步完善。多数的 HSS 机构会使用优先级标准来进行优先级判定。EuroScan 成员机构常用的优先级标准有:成本,健康效益或者在健康效益方面存在的不确定性,组织变化,传播速度,伦理、法律、社会问题,患者数量,创新性,成本-效果,疾病严重性,与国家政策的关系等。

3) 评估和监测:进行优先级设置后,对该新兴技术进行早期评估需要大量收集与新兴卫生技术有关的信息来评价该技术的临床效果、成本-效果等。同时,监测也是早期评估过程中一个不可分割的部分。由于新兴卫生技术具有高度的不确定性,并且一直处于动态变化的过程,所以应对它进行动态监测,便于反复评价,为每一阶段提供最佳的决策证据。

4) 传播和运用:评估结果具有及时性和灵活性,有时也具有商业敏感度,需要限制其传播。有些 HSS 会将其评估报告在网站上公布(如 CEDIT、NHSC),一些评估结果也会在 EuroScan 网站上公开发布。这些公开的信息渠道可以给需要该信息的目标人群提供帮助。

(二)医学新技术转化应用研究现状

1. 国外研究现状　以"new health technology\new technology\ emerging health technology"为主题词在 Pubmed 中进行文献检索,共检索相关文献26 766 篇。表明目前国外对于医学新技术的研究已较为成熟。而以"new health technology\new technology\ emerging health technology"和"adoption\decision making"为主题词进行检索,共检索到文献 821 篇,显示目前国外对于医学新技术采纳应用的研究已取得一定的成果。在此基础上,以"'new health technology' and 'adoption' and 'physician\doctor\professional'"为主题词进行检索,筛选出 72 篇影响医师临床决策的相关文献。但是以"'new health technology \ new technology \ emerging healthtechnology' and 'adoption \ decision making' and 'physician \ doctor \ professional' and 'transfer\translation'"为检索词,共检索到 5 篇相关文献,较少涉及转化与应用的角度(Kifle M)。因此,国外对于医学新技术转化与应用的研究也处于刚刚起步阶段,该问题尚待研究者的深入研究。

（1）研究内容方面：在研究内容方面，目前对于医学技术的研究多为医师电子处方、电子病历、远程医疗及医学信息技术等医学信息系统的应用。

（2）研究角度方面：研究角度大部分是从技术本身、医师或患者层面以及组织层面等单方面或者两个层面组合进行的研究，仅有较少的研究是从多个层面进行全面系统的研究。总体而言，目前研究主要集中在社会体制制度层面、医院组织层面、医师层面、交流层面、技术与卫生技术评估证据层面以及患者层面和社会网络层面。

1）社会体制制度层面：在医疗卫生系统里，医院及医院之间的社会网络的关联及必须遵守的政府管制与市场影响对医师及医院新技术的接纳行为具有重要的影响。

A. 当地社会经济发展的影响：2006年，Packer发现人均GDP越高的国家、较少的支付限制以及较少的地区决策限制会促进新技术的使用。Slade也在2001年发现资源富足的国家对于新技术往往使用较早，支付系统的改变及相关政策的规制对科技含量较高的新技术的影响会比科技含量较低的技术的影响更大一些。同时，Slade还发现支付制度的改革对于诊断技术的影响比对救命技术的影响更大一些。资源越富足的地区越容易吸引高新技术的快速扩散与传播。2014年，Aniek Woodward等对电子健康信息系统在临床医师中的使用行为进行了研究，发现贫穷、不可信的信息及难以支付的网络费用是电子健康信息系统在传播过程中的主要障碍。

B. 当地人口教育水平的影响：根据人力资本的健康生产模型，受教育水平越高的患者对卫生服务提供者提供的卫生服务信息的获取更加充分。目前，患者对于相关诊疗信息的获取途径相对较多。许多技术的生产厂家也开始寻求针对目标人群的宣传推广，受教育水平越高的患者对相关信息的解读及对创新的接纳意愿越强。因此，在一定程度上会增加医师对新技术的使用。

C. 当地人口增长速度与疾病负担的影响：相关研究认为，当地的人口增速越快，对于新技术的需求越强烈，而同时疾病负担越高，对新技术的获取速度与接纳意愿也相对越高。

2）医院组织层面：仅有较少的研究从组织层面出发，对技术使用与否的环境进行分析，但均表明组织环境因素是影响医师使用技术的关键因素，其中组织层面的管理支持、医师参与度、医师的自主化以及医患关系均对医师采纳应用电子信息系统产生重要的影响。

A. 医院的基本情况：与非教学医院的医师相比较，教学医院的医师更容易接纳医学新技术。引入最初创新的程序比常规程序更困难，通常更耗时，并且这可能增加外科医师的学习成本。因此,这也会一定程度上导致医师对新技术的抗拒,直到该技术成为标准化与常规的技术之后,使用的医师人数才会有一定程度的增加。因此,减少医师的学习成本在一定程度上可以促进新技术的接纳行为,而教学医院拥有更多的人员来开展相关诊疗行为的教学与培训,因此,一定程度上也会导致教学医院的医师更容易接纳新的技术。教学医院的教学优势与同事之间的交流优势会促进教学医院对于医学新技术的使用行为。医院市场竞争力的增大可以促进医师对于新技术的使用。同一地区对于该新技术接纳的医院数量较多,一定程度上可以促进未使用该技术的医院的接纳行为,该发现也与 Mansfield 于 1968 年的研究发现相一致,即感知到的盈利能力是影响新技术接纳程度的重要因素。大型医院对于新技术的接纳意愿强于小型的社区医院。

最综合的新技术使用研究是美国医院协会(The American Hospital Association,AHA)发布的 1961—1975 年调查报告。由 Russell 进行的研究分析了政府政策与市场行为因素对于新技术使用的影响。该研究发现在所有的研究技术中,医院的规模是影响医院对所有新技术使用的关键因素,而医院的所有权、利益分配、竞争、当地的人口增速、患者医保的种类及医院是否为医学院的附属医院对于新技术的使用因技术的差异而具有不同的影响效果。

Romeo 指出预付制的医疗保障制度对降低社会医疗费用的技术的接纳行为具有促进作用,而对增加医疗费用技术的使用具有一定的阻碍作用。目前,多数研究均发现医院的规模是影响医院对新技术接纳行为的最重要因素。此外,医院是否为医院集团成员、医院的地理位置、医院税收系统及自付患者的比例等因素也会影响新技术的使用。在上述研究的基础上,2001 年,Castle 指出促进医学技术快速扩散/应用的范式即为预付医疗保障体系、竞争相对激烈的环境、较高的收入以及较高的医院床位数。2005 年,Greenhalgh 发现较高的技术能力与权力下放的组织体系也会促进新技术的使用。早在 1991 年,Champagne 就认为医师与管理者之间的关系是影响新技术使用的关键因素。

B. 医院竞争因素:早在 1979 年与 2001 年就有研究者指出医院之间竞争的增加一定程度上会促进医师对新技术的使用,对于医院竞争的测量指标,大部分研究均采用赫芬达尔-赫希曼指数(Herfindahl-Hirschman index, HHI)。该指标是反映市场集中度的综合指标。它是用某特定市场上所有企业市场份额的平方和来表示。HHI 的取值范围为从 0(表示医院数量比较多)到 1(表示医院数量仅有 1 家)。

C. 医院支持因素:医师通常会考虑提升患者的满意度与医疗结局、减少医疗花费、增加自身收入、提升自身效用。除了影响新技术使用的原因之外，许多新的医疗技术会带来个人及财政的成本投入。所以，许多技术的使用仅限于医院内部。例如，单独的心脏病专家不能建立心脏导管实验室并支付运行所需的所有人员的成本，只是因为他想为他的患者采用支架。

另一方面就是研究大型医用设备的使用，尤其是医院对 CT、MRI、肾脏及肝脏移植与血液透析项目的接纳行为。因为这些在过去被视作新技术的使用必须依赖于足够的医院资金支持。尽管对于这些新技术有效性的证据并不充分，但是医院依然使用这些新技术，而医疗保险及配置许可制度（cetificate of need，CON）政策一定程度上也对这些技术的扩散起一定的控制作用。

D. 其他因素：2000 年，Booth-Clibborn 对裸金属支架及 MRI 的扩散应用进行了研究，发现在美国国家卫生服务体系内部，裸金属支架在初次使用与初次被医师接纳之间具有 6 年的时间间隔，而在接下来的 2 年内该技术的扩散速度相当快。MRI 的扩散速度则更慢，经过 20 年的发展仅有 50% 的接纳使用率。1985 年、2006 年及 2007 年的相关研究也指出，在美国的卫生服务体系中，政府的相关政策在控制及限制相关创新技术的发展过程中所起的作用在各个地区是不一致的。

2012 年，Tsung-Hsueh Lu 对经皮冠状动脉介入术的早期使用医院及晚期使用医院的特点进行了分析，发现晚期使用该技术的医院虽然使用量比较少，但是这些相对偏远的医院却给予了患者及时的心肌梗死治疗。

3）医师层面：

A. 医师个人因素：对于医师个人层面的研究较多，主要涉及医师职业背景、所在部门、个人人口学特征、医师对循证依据的态度与信任度、医师名气、临床领导力、医师的使用意愿及同事的影响力。其中多项研究均表明新技术一旦被医院的处方领导者使用，就会对该医院的其他同行产生重要的影响。医学新技术的采纳应用主要是通过同行的社会影响力及社会网络压力途径进行传播。其中，运用技术接受理论模型的研究表明：医师社会责任感、医师个人自我效能、医师的知识以及对于技术的需求、医师的信息获取风格等均通过医师感知的有用性与感知的易用性对最终技术的使用产生影响。此外，医师的专业也对其感知技术有用性具有调节作用。Mohammadhiwa Abdekhoda 研究了组织情境因素对于电子医疗信息系统的接纳行为的影响，指出感知到的技术有效性、感知到的技术易用性、医院支持、医师参与程度、医师自主化及医患关系对医师的态度具有重要的影响，而医院的相关培训却没有显著的影响。

B. 医师之间的竞争：1995 年及 2001 年 Escarce 与 Castle 的研究中指出医师所处的环境竞争越激烈，医师对于新技术的使用意愿越强。对于医师之间竞争的测量指标，目前用得比较多的为人均医师数量。同样，研究认为医师数量相对较多的地区或医院，其对新技术的同事交流会举办得更加频繁，这在一定程度上间接促进了新技术的使用。

医师感知到新技术可以为其带来的收益也是其是否更容易接纳新技术的主要影响因素，而患者对于新技术的需求、新技术的有效性及支付制度等都会影响医师感知到的技术带来的效益。一方面，患者的满意度会受到其疾病恢复情况等的影响，而患者的满意度一定程度上也会影响医师对于新技术为其带来收益的感知。另一方面，拥有高比例的按服务收费的患者以及规模较大的医院会在一定程度上减少使用新技术的成本。2005 年，Robbie C. Foy 对临床医师光动力疗法的态度进行了研究，发现大部分临床医师对该疗法的态度相对是积极的。对于该技术的接纳与使用情况主要受到来自同事的压力。

4）交流层面：最早对新技术使用行为进行的研究是 Coleman 等医师对抗生素处方行为的回顾性研究。研究发现，同样组织的医师处方行为具有相似性，组织实践中的医师具有比医师更专业的同伴互动，与独自行医相比，这增加了沟通和信息交流的机会，进而导致更多地采用新技术。

交流因素在技术扩散中的作用得以证实是在 1995 年。研究发现，与多专业组的医师相比，在单一专业组的医师更容易接纳新的手术方式。医院中创新者对于新技术的接纳行为会促进医院其他医师对该技术的使用行为。医师数量多的医院及城市医院更早容易接纳新技术。研究者认为上述结果均显示新技术的使用行为均是由于增加了医师同事之间的交流频率，年轻的医师对诊疗相关信息的获取主要来自同医院医师的介绍。因此，其对新技术的使用行为会受到其他医师的影响。Mark J. Makowsky 对影响药师处方药物的相关因素进行研究，发现新药本身的因素、药师本人的基本信息、同事之间的交流与相互影响及系统的支持情况是影响药师对新药处方的主要因素。

5）技术与卫生技术评估证据层面：

A. 技术因素：技术的效果以及与现有技术的一致性、创新因素、新技术的可获得性及技术兼容性是影响医师使用新技术的重要因素，而上述因素均是通过医师感知的有用性对医师最终技术使用与否产生影响的。其中，感知的易用性以及对新技术的信任程度均对该技术的使用产生正向的影响，而感知的费用对新技术的使用具有负向的影响。Fabienne Hadorn 运用 Rogers 技术扩散模型从技术的特性几个方面对医院急诊疼痛管理的新方式进行研究，探究了护理人员视角下该新的管理方式扩散的成效。

B. 卫生技术评估证据因素:Barny Foot 与 Russell 分别在研究中发现,尽管缺乏相应的证据来证明新技术在治疗上的有效性,医院还是使用了这些新技术。在关注技术层面相关因素的研究中,主要指出了缺乏循证依据而被应用于临床的问题,并强调了循证依据在新技术应用方面具有重要的作用。

6) 患者层面:Caroline Asiimwe 从技术层面以及医师层面、患者层面进行了分析,发现技术本身的特点与可获得性,医务人员使用新技术的能力,患者的知识、态度、意愿、满意度及技术本身的可持续性对该技术的使用具有重要的影响。患者方面的因素主要涉及患者的客观病情与主观要求以及医患之间的交流,医师与患者的交流对疾病的治疗方式具有重要的影响。同时,医师与患者的潜在利益也是影响其投入临床应用的必要因素。对患者的照顾可以提升医院对于 ICU 等的接纳程度。Xiaojun Zhang 运用 Rogers 技术接纳理论模型对患者接纳和使用电子健康信息系统的行为进行研究,发现影响患者使用电子健康信息系统的主要因素分别是医师没有给予患者充分的沟通交流、患者缺乏对电子健康信息系统的价值判断、患者需求与电子健康信息系统之间的不兼容性、患者自身素质对其使用电子健康信息系统的障碍。还有研究发现影响患者使用新药的影响因素涉及患者的社会经济因素、患者的教育水平、患者信息获取的渠道、患者医疗保障的特点以及患者疾病的严重程度。

7) 社会网络层面:对社会网络的研究成为了近几年新技术扩散与传播研究的相对热点领域。Rayzel Shulman 在患 1 型糖尿病的儿童接纳和使用胰岛素质子泵行为的定性研究中发现,来自家庭及亲人的社会支持是儿童糖尿病患者使用新技术的主要影响因素。

早在 1985 年就有社会网络与医师对于新技术使用相结合的研究。Aderson 指出年纪大的、工作压力小的医师更倾向于使用新技术。此外,该研究还发现,参与社会活动越多,同时处于多个组织的医师对医院信息系统的接纳越早。此外,1991 年,Aderson 又对日夜班护士的组织压力及在组织中的中心性进行了研究。Barmett 指出对于初级卫生保健人员,其越处于社会网络中的中心位置,其治疗患者的相关费用越低。Boyer 指出,与护士、心理治疗师及社会工作者相比,临床医师在社会网络中具有更高的平均得分,年纪大于 45 岁的临床医师社会网络的得分较高。医师的社会网络大部分均是基于同事之间相互影响的社会网络,并且绝大部分网络是基于解决问题的目的,而提供建议的医师社会网络相对较少。患者满意度越高,医师社会网络组织的网络中心性越高,层级越少。全科医师的药品使用能力与其社会网络的中心性并不相关。加强医师之间的合作可以促进社会网络组织内部的相互关联，并且可以促进组织的密度。组织的社会网络中心性越高，对组织的行为影响越大，而组织的行为与医师的满意度相关。

（3）研究方法方面：研究方法较为多样，根据已有资料的分析方法，包括文献研究与系统综述，也涉及定量资料的单因素分析与多元线性回归分析以及多准则决策方法和复杂模型分析方法——技术接受模型。目前该模型已成为从心理学的角度分析医师对技术采纳与否的主要理论模型，并已被广泛应用。

2. 国内研究现状　　由于医学新技术存在的安全性未知、加重患者经济负担、应用价值不高、社会伦理道德问题等，以"医学新技术\新医学技术"为检索词，以摘要为检索策略，在中国知网（CNKI）、万方数据库以及维普数据库中进行检索，检索到的相关研究有 615 篇。

国内在医学新技术领域已开展了一定的研究。研究集中在医学新技术的临床应用的现状描述，与对医学新技术应用过程中的法律规制以及伦理道德的思考，仅有少部分研究对其临床应用过程中存在的问题进行了梳理。而以"医学新技术\新医学技术"和"采纳\应用"为检索词，以摘要为检索策略，在中国知网、万方数据库以及维普数据库中进行检索，检索到的相关研究结果为零，显示目前国内对于医学新技术的临床应用及技术扩散的研究仍然较为匮乏。以"医学新技术\新医学技术"与"转化"为关键词在 CNKI、维普、万方等中文数据库进行文献检索，检索到的文献数量为 4，且与本研究内容并不相关。因此，国内对于医学新技术的转化应用研究仍在起步阶段。

研究内容方面，国内对医学新技术的研究主要集中在医师诊疗行为现状及影响因素方面。研究方法主要以定性论述为主，定量分析较少，具体如以下论述。

（1）社会体制制度因素：

1）管理制度因素：医院和政府的管理体制会对医师的诊疗行为造成很大的影响。医院内部要积极引导医师遵守诊疗规范，而政府也要从外部对其进行质量监管，保证医疗服务的质量。对于管理制度方面的相关研究主要涉及不同支付方式、医疗保障制度及医院管理制度对医师诊疗行为的影响。

2）薪酬支付方式：利益驱动机制对医师在提供医疗服务的过程中发挥着巨大的激励作用。医师要追求个人利益最大化，必然会影响他的诊疗行为。以薪酬支付方式为例，我国的医师薪酬支付方式主要是由 4 种基本方式组成的混合支付方式，即按项目付费、按人头付费、按绩效付费和按薪酬付费，没有单一的支付方式。华欣洋等的研究发现,北京一家三甲公立医院在以绩效为主要评价方式的指标体系下,通过提高医师诊疗效率来加快周转,达成了医院向高效方向引导医师行为的目标;但在一些特殊情况下(如重症),医师为了达到指标可能会采取平衡轻重患者、人为办周转等措施,故该指标不能真实反映科室实际情况,更有可能进一步带来逆选择、诱导需求等问题。因此,在制定薪酬制度的时候,应从多方面来考虑其对医师诊疗行为的影响,不能仅使用如诊疗效率这样的单一指标作为评判标准,使医师真正的劳动价值能够在薪酬中得以体现。

(2) 医院组织因素:国内对于技术扩散方面的研究相对较少,涉及的组织因素主要包括医学培训以及行医特征、领导重视程度、医师之间的信息交流等,对医师的处方行为及诊疗行为产生影响。

(3) 医师因素:

1) 医师个人因素:主要涉及医师人口学特征,医师的知识态度、行为态度、主观规范、知觉行为控制因素,医师的生理需要、安全需要和尊重需要因素。

2) 医师素质:人文素质、专业素质、临床经验。医师的专业知识和临床工作经验会直接影响其诊疗行为。林红在关于精神科高血压病患者的研究中发现,精神科医师对高血压诊断及治疗的认识不足,只认识到患者在精神科领域存在的问题,而未开具高血压防治医嘱。现今,随着人口老龄化的到来,精神障碍合并高血压的患者会越来越多,作为精神科医师,在治疗好精神疾病的同时,也应该对其他系统的常见病、多发病有充分的了解,这就要求医师有与时俱进的专业知识和临床经验的积累。

除了医师的专业素质,医师的人文素质也同样是影响诊疗行为的重要因素。人文素质是指通过学习和积累人文知识或环境熏陶,内化为人格、气质、修养,体现对人的生命、健康、权利及人格的尊重和关注,并给予患者生活、生理、心理、安全及精神等全方位的服务。具有人文素质的医师在沟通时不会让患者感到冷漠、不近人情,而是温暖亲切的,这样就能增进医患间理解和信任,增加患者的满意度;而缺乏人文素质的医护人员常常沟通不力,他们缺乏关心的态度会使患者的尊严或权利受到伤害,加剧其痛苦和压力,容易诱发医患矛盾或纠纷。

3) 医师的职业压力:高节奏的生活压力、无处不在的竞争、日渐紧张且敏感的医患关系,使得医务人员成为了职业倦怠的高发人群。医疗设备、技术的更新要求医师要有与时俱进的专业知识和医疗水平,不断培训,学习新的知识以充实自己;医院的编制在我国相对紧张,工作负荷过大,工作强度较高,加班加点工作的同时还存在疾病感染的风险;医闹事件屡见不鲜;这些原因都会给医师带来巨大的职业压力,驱使发生不合理的诊疗行为。

4) 医师的防御性医疗:防御性医疗是指医务人员为了减少医疗风险、保护自我而实施的偏离规范化医疗服务准则的医疗行为。如在诊疗活动中会采取一些防御性行为进行自我保护,放弃有风险的治疗方案,转而采取保守的治疗方案。在检查手段上会将选择性检查转变为排除性检查,力求稳妥,尽量降低风险。在"举证倒置"的前提下,当医德和法律发生矛盾,理智的做法往往是选择后者。根据韩彩欣等的研究,有 59.0% 的被调查医师发生防御性医疗行为;遭遇过医疗纠纷的医师发生防御性医疗行为的比例要高于没有遭遇过医疗纠纷的医师。这就导致防御性医疗行为盛行,大大提高了医疗成本,对稀缺的医疗资源造成极大浪费,并增加了患者负担。

(4) 技术特性:主要包括卫生技术的安全性、有效性、品牌及生产厂商的营销策略等对医师的诊疗及处方行为的影响。

(5) 患者方面因素:患者的经济能力、身体状况、人际关系、具有的疾病知识以及患者心理,医患关系,患者的文化水平、健康状况、发病情况及经济制约等因素,都可能对医师的诊疗行为造成影响。比如患者接受医疗服务受到经济的制约,无法选择最优治疗方案;患者对医师的信任度不够,不完全服从医师的治疗,更有甚者根据自己错误的医学常识进行自我诊断,导致病情加重;患者出于自身某种原因夸大或隐瞒自己的病史和症状。这些原因都可能影响医师的诊疗。

1) 医患共同决策:近年来,患者参与医疗决策已经受到人们的广泛关注。世界卫生组织认为患者参与医疗决策不仅反映了患者的愿望,更是一种社会的、经济的及技术的需要。在西方一些国家,患者参与医疗决策已经是法律程序的一部分,且为很多西方国家所倡导。从全球视角来看,现代医学已经朝着医师和患者共同决策的趋势发展。尊重患者的意愿,使之参与医疗决策,已经成为评估医疗服务质量的重要指标之一。相对而言,国内对于是否应该鼓励患者参与治疗决策仍有广泛争议。虽然我国现阶段医患共同决策已经越来越受到医患双方的重视,但是现状仍与理想状态存在较大差距。如何做到向医患双方互相尊重、共同决策的新模式的转变,是缓解我国医疗领域医患对立的重要问题。

2) 患者知情同意:由于历史原因,我国关于患者的知情同意权的保护起步较晚。因此,我国医患共同决策的理念还仅仅停留在一些慢性病的治疗和高端医疗中。更为明显的不足在于,过重的治疗负担削弱了医师对患者的关怀。很多大型公立医院过度扩张,患者数量严重超标,结果就是医师几乎没有时间向患者及其家属详细说明病情。这一结果导致目前书面同意书成为我国医师告知、联系患者的最常见形式,但很多情况下同意书文字冗长,不易理解,不仅没有提供清晰的信息,反而还成为知情同意的障碍,容易引起患者及其家属的反感和抵触。

制度方面,我国关于患者知情同意的法律法规最早是在 1982 年颁布的《医院工作制度》中关于"手术前必须由病员或者家属单位签字同意"的规定。到了 1994 年,《医疗机构管理条例》第三十三条增加了"必须征得患者同意"的条款,并在实施细则第六十二条规定:"医疗机构应当尊重患者对自己病情、诊断、治疗的知情权利;应当向患者做必要的解释。"这是我国法规对于患者知情同意和医务人员告知义务的第一次明确规定。之后颁布的《执业医师法》《医疗事故处理条例》《病历书写基本规范实行》等对患者知情同意权的保护逐步走向完善,范围逐渐扩展到整个医疗服务过程。即使我国医疗卫生系统关于患者知情权的条款正日趋完善,但是关于治疗过程中患者对其自身每一阶段的诊疗决策还是参与甚少,知情权更多还是仅仅体现在术前告知这一方面上。只有患者和医师都真正意识到"患者为中心",且不断为我国医疗卫生资源均衡化努力,我国的医患共同决策才能有长足的发展。Giguere 等的研究得出结论,经过决策沟通培训的医务人员可显著提高患者参与诊疗决策的积极性。许擎鑫对医师使用医学新技术与否的因素进行了理论研究,发现影响医师在临床应用医学新技术的因素涉及使用成本和医院外部效用。其中,使用成本包含可获得的新医疗技术信息、医师之间的信息交流及患者需求的变化因素等。

三、国内外医学新技术临床应用研究总结

国外研究者对该问题早有涉及。在研究角度上,国外研究者已有部分的研究涉及从医师自身角度进行的相关研究。对于外部因素来说,已有的研究已经从技术本身、患者层面以及组织层面等角度进行了问题分析,但现有研究在角度上仍然多以一个或两个维度切入问题内核,且多是考虑医学新技术应用行为的影响因素,而缺乏对该问题的系统性思考,从而使现有研究呈现零散化和碎片化的状态。相较于国外研究,国内学者对于医学新技术也已开展了初步研究。

国内外的研究现况显示,尽管在该问题的研究过程中已有研究者涉及医学新技术的应用问题,但这些研究仍然存在着不少缺憾,特别是在转化医学概念和实践日渐壮大的大背景下,医学新技术正被越来越快地应用于临床实践。在这一趋势下,如何从更多角度借助于不同理论工具来观察、思考与分析医学

新技术的应用问题,亟需研究者的正视。在思考该问题的过程中,可以借助于一个重要概念,即"知识转化"这一概念。作为目前在卫生领域应用最为广泛的概念,它是指"有效并及时地将循证信息整合于卫生专业人员的实践中,以对医疗结果和卫生体系产生最大效应",它包含从新知识的产生到推广运用于实践的整个过程。知识转化弥合了医学相关理论知识与具体实践工作之间的差距。知识转化作为临床应用的前提,将两者进行结合有助于系统明确过程环节、利益相关者、影响因素及作用机制。但是从知识转化的角度,运用知识转化模型对医学新技术临床应用的研究较少。

四、研究契机

(一)医学新技术转化应用的界定

研究发现医学技术的一般推广曲线遵循"S"形曲线变化规律,如卫生技术推广的曲线(图 1-1),经历研发阶段(基础和应用研究、开发)、临床试验与早期应用(首次使用、临床试验、早期使用)及推广应用与转化阶段(推广使用、广泛接受),而有研究表明一项新技术从上市到早期使用及后来的推广使用阶段是一项技术实现其价值的重要阶段,也是技术能否成功实现转化的重要阶段。有研究指出新技术推广中的花费不是投入在生产技术上,而是投入在技术生产之后如何促进采纳者应用技术上。因此,本研究立足于新技术成功上市向早期使用及推广使用阶段的转化应用进行研究。

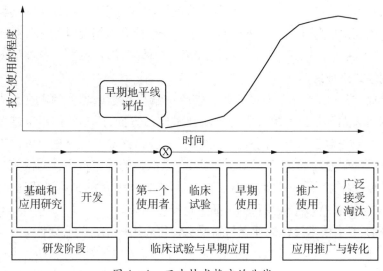

图 1-1　卫生技术推广的曲线

（二）知识转化与医学新技术临床应用相结合研究的必要性

在转化医学推动医学新技术不断快速投入临床应用的这一不可逆的趋势下，一项新技术从临床早期使用到推广使用与转化这一环节中，被临床应用的新技术是否合适与合理？是否是必要的？什么限制因素导致部分医学技术未被投入临床应用？明确这些相关因素与其作用机制对科学观察医学新技术的发展规律具有重要意义。它是一项新技术能否实现知识转化的关键环节，是其价值能否实现的重要理论基点，也是实现技术的社会效益和经济效益的主要方式。在早期应用到推广应用之间搭建理论桥梁和摸索实践路径有助于在医学新技术发展规律的规范性指引下借助于宏观、中观与微观等环境条件明晰不同因素和相关主体在技术传播推广中的角色，并借力于其作用机制为实现理想的技术生命周期提供科学化对策。

（三）临床医师与患者新技术使用行为作为重要节点研究的必要性

在科学认识医学新技术的价值实现过程中不可回避的一个重要关键因素是技术的实际使用者——广大医务工作者，特别是临床医师。医师的临床行为除了受到自身内在因素的影响外，还受其他外界因素的影响，如政策、外部环境等宏观因素可能会对新技术的临床转化应用产生影响，技术本身的特性和生命周期长度也具有重要的影响。此外，个人层面的相关管理人员的领导风格、患者的主客观要求与促销人员等利益相关者的行为，以及组织层面的医院支持程度与利益相关机构的利益诉求均可能会对新技术的临床应用推广模式产生影响。医师的临床决策中并非全是基于循证证据的理性科学决策，医师的新技术推广使用行为还受到多种非理性因素的影响，如社会网络特征等非理性因素对医师决策行为的影响。这些复杂社会网络及其结构外生于医师个体水平，融合于医院组织运行环境或医师个体工作环境之外，并持续对其技术利用模式造成影响。

除此之外，由于近年来患者参与临床决策得到越来越多的重视。患者对于临床决策尤其是具有重大影响的新技术使用方面，所起的作用也越来越受到重视。但是对容易产生高额医疗费用并且会带来非常大不确定性的新技术使用方面的研究却非常少。因此，一方面，以医师的临床行为作为决策观察点具有重要的作用；另一方面，从深层次来讲，新技术使用的具体受体还是患者。因此，对于患者新技术使用行为的研究也非常重要。

（四）卫生技术评估的理念与新技术转化应用相结合的必要性

正如上所述，医学新技术的应用推广可能取得良好社会正效应，也可能存在负效应。要对其"扬长避短"就离不开卫生技术评估。医学技术涵盖了"基础和应用研究、开发、首次被利用、临床试验、早期使用、推广使用、广泛接受和淘汰"等环节，一项新技术从临床早期使用到推广使用与转化这一过程存在着重要的过渡环节。明确卫生技术评估各维度因素对医学新技术临床转化的影响，对于了解循证证据的决策转化具有重要的意义，是一项技术实现其价值的重要理论基础，也是促进技术成果快速转移转化的重要途径，同时还是实现技术推陈出新、逐渐完善的关键环节。

五、研究意义

在医学新技术临床应用过程中，由于技术的"双刃剑"特征和成长发展的不确定性，对医学新技术的驾驭、管理和监控充满复杂性？如何平衡医学新技术的潜在巨大需求和供给的复杂性？如何实现技术开发者推广动机与社会效应的协同？如何保证新技术在临床推广应用中的有效性、安全性和伦理证据的确认和积累？如何处理新技术应用产生的正面和负面效应？如何处理技术开发者的创新驱动、技术管理方的治理责任和技术使用者的个人动机等不同关系？这些重大问题，无论是理论还是实践，均缺乏研究。因此，系统研究医学新技术临床转化应用模式，有助于为决策者在卫生政策的制定过程中鼓励具有成本-效果、安全性较高的技术使用，减少成本较高但效果不确定的技术的使用；此外，明确医师在技术转化应用过程中的行为及其与医院、医疗商业市场之间的关系，可以促进政策制定者明晰医学新技术转化应用的相关作用机制，为决策者未来新技术的使用提供路径与决策依据，有利于促进医学新技术的合理适时使用，有利于改善医学新技术滥用的情况，在医学新技术监管领域有着广阔的应用价值和前景。

本研究将医学新技术的临床应用这一概念置于知识转化的过程中，以技术应用的多个环节为切入点，并以医师与患者的决策行为模式为重要观察窗口，选取两种代表技术——药物涂层支架（使用时间相对较长的治疗技术）与高通量基因测序技术（使用时间较短的诊断技术），识别可能影响医学新技术转化应用的内在与外在因素，系统构建医学新技术转化应用总体模型与具体技术（包含诊断技术与治疗技术）模型，并进行实证验证。这对满足人们对卫生服务的新要求，促进医学新技术的合理使用，进而促进医学新技术发挥最大的社会与经济效应，具有重要的理论与现实意义。

第二章

研究方法与实施方案

一、研究目的

本研究遵循"理论分析—因素识别—模型构建—实证验证"的研究思路，聚焦医学新技术在医院中医师层面及患者层面的临床应用，明确医学新技术转化应用过程中的各个环节，并从社会生态理论的视角，识别可能影响医学新技术转化应用的内、外部因素，系统构建基于医师使用行为与患者使用行为的医学新技术转化应用模型，并进行实证研究验证。

具体的研究目标：

（1）综合分析医学新技术转化应用的相关理论。

（2）系统识别影响新技术转化应用的内、外部因素。

（3）综合描述医学新技术的临床应用现状。

（4）构建医学新技术转化应用模型。

（5）提出促进医学新技术合理使用的对策与建议。

二、研究内容

（一）医学新技术转化应用的相关理论分析

研究基于知识转化与技术扩散相关理论，结合医学新技术的特殊性，对通用新技术、药物涂层支架和高通量基因测序技术转化应用过程进行系统分析与理论推导，以医学技术生命周期为时间轴，重点聚焦医学新技术转化应用前后的相关环节、各方参与者，明晰本研究医学新技术临床应用的概念界定。

（二）医学新技术转化应用的影响因素识别与概念模型构建

基于上述知识转化理论及技术扩散理论分析，运用文献分析的结果，从技术层面、个人层面、组织层面、政策层面及外部环境层面全方位结合医学新技术转化应用的逻辑流程,识别与细化医师对医学新技术应用行为的内、外部因素;在多层面因素识别的基础上,结合本研究的研究目的与理论模型,并基于国内外医学新技术转化应用的发展趋势与我国医学新技术转化应用环境,总结其优缺点,构建本研究的医学新技术转化应用的概念模型。

(三)医学新技术临床应用现状分析及影响因素筛选

研究从定量与定性相结合的角度进行医学新技术转化应用的现状分析。对于定量数据,本研究从医院层面、医师层面、患者层面及技术层面等多个维度进行新技术临床应用的现状分析,并对上述分析识别的内、外部因素进行简单分析与筛选,为后续模型指标的纳入提供依据。对于定性数据,本研究对医务科、设备科、器械科及药剂科的管理者进行定性访谈。根据编码属性归类等定性数据分析流程,从新技术的引进、引进后的使用与管理及使用后的综合评估与反馈3个方面研究医学新技术转化应用的现状及存在的问题,进而弥补定量调查不能揭示的相关问题。

(四)医学新技术的转化应用模型构建及实证研究验证

在医学新技术转化应用影响因素定性与定量识别的基础上,基于医师个人水平的技术采纳行为与患者层面的新技术使用行为,进行通用新技术、药物涂层支架与高通量基因测序技术转化应用的多水平模型构建、修正与完善。其中,对利益相关机构与人员的社会网络分析也是该假设模型的组成部分,研究拟运用社会网络分析的方法分别从组织层面(医院、生产厂商与其他利益相关机构)以及个人层面(医师、患者以及其他利益相关人员)对医学新技术临床应用的利益相关者在技术传播过程中的行为进行分析。通过自我中心网和整体网分析,确定社会网络特征对主要行动者行为的作用机制。

(五)提出促进医学新技术合理使用的对策建议

通过对医学新技术临床应用模型的分析,探寻影响医师对医学新技术临床使用与否及使用频率的深层次原因,最终从医学新技术使用多个层面提出促进医师适时、合理和谨慎使用医学新技术的对策建议,并为医学新技术的宏观政策提供循证依据。

三、研究框架

(一)社会生态理论

社会生态理论是在生态系统理论的基础上发展而来的。对有关人和环境进行研究,强调人的生存环境应该是一个完整的生态系统体系。目前,该理论作为研究影响人的行为改变的理论框架被广泛应用,认为影响人的行为改变的因素涉及 4 个层面的内容,分别是微观系统、中介系统、外生系统以及宏观系统,具体包含医学新技术循证依据(微观系统-技术层面),医师、患者以及利益相关人员(中介系统-个人层面),医院、生产厂商以及其他利益相关机构(中介系统-组织层面),相关政策、法律法规(外生系统-政策层面),外部环境,人们的需求(宏观系统-环境层面)。

(二)渥太华研究利用理论模型

本研究的主要参考模型为"渥太华研究利用理论模型"(the Ottawa model of research use,OMRU)。该模型基于 Logan 和 Graham 于 1998 年构建的卫生服务利用复杂模型进行了改进。其关键环节即潜在应用者、应用环境以及研究成果循证依据的背景分析,根据背景分析确定知识转化的促进因素与阻碍因素,进而采取相应的策略进行传播,最终研究成果被采纳应用。后续的应用结果评价即成为新一轮知识转化的循证依据。因此,该模型曾被广泛应用于复杂的质量改进实践过程。目前,该模型的应用主要集中在卫生服务研究成果向临床应用的转化过程中。通过该模型可以发现在医学新技术被采纳进入临床应用过程中,应用者、应用环境、医学新技术应用的循证依据以及传播策略的选择这 4 个环节是影响医学新技术临床应用的重要因素。鉴于医学新技术临床应用的不同模式及其在应用过程中的复杂性,研究将在此模型基础上进行细化与拓展。

本研究通过对研究重点的梳理,结合 OMRU 确定的影响医学新技术临床应用的因素,从系统的角度,将医学新技术置于整个社会生态系统中,探寻其影响因素。具体包含以下 5 个层面:医学新技术循证依据(微观系统-技术层面),医师、患者以及利益相关人员(中介系统-个人层面),医院、生产厂商以及其他利益相关机构(中介系统-组织层面),相关政策、法律法规(外生系统-政策层面),外部环境、医疗卫生需求(宏观系统-环境层面)。

四、研究方法

本研究采用理论与实证、定量与定性相结合的方法,系统研究医学新技术转化应用模式,主要研究方法如下。

(一)定性研究

1. 定性资料收集　对于定性资料,研究主要通过个人深入访谈进行收集,组织课题组成员、相关专家学者,主要讨论调查问卷与访谈提纲的设计、医学新技术转化应用过程中的利益相关者、影响因素及可能的作用机制等,对利益相关者进行深入访谈,探究通用技术、药物涂层支架及高通量基因测序技术的转化应用模式及医院新技术的引进,引进后的使用与管理及使用后的综合评估与反馈 3 个方面。

2. 定性资料分析　　对于定性资料的分析,研究主要通过阅读文本、编码、属性归类及进行解释等一系列分析步骤,对资料进行解读,探寻医学新技术应用的利益相关者的作用机制及医院在新技术引进及管理过程中存在的问题,弥补定量研究的不足,为最终模型的构建提供部分依据。

(二) 定量研究

1. 定量资料收集

(1) 研究抽样:本研究于 2016 年 6 月至 2016 年 9 月开展调查,采用横断面调查设计,对医院、医师和患者进行调查,根据经济发展水平进行全国排名。本研究共调查上海市、福建省及四川省 3 个样本省(直辖市),每个样本省(直辖市)选取了 2 个市(区),每个市(区)按规模大小抽取 2～3 家三级医院,2～3家二级医院进行调查。共完成 6 个市(区)19 家医院的现场调研。

(2) 医院调查:所有被调查 19 家样本医院均收集其在 2015 年的医院基本情况、人财物的资源配置情况、服务开展情况及 2009—2015 年的新型手术方式、新设备、新器械及新药的引进与使用情况。

(3) 医师调查:对于样本医院的医师,研究选取医院的心内科、妇产科医师,分别开展药物涂层支架及高通量基因测序技术的现场调查。而在其他临床科室开展的通用技术现场调查,所有被调查医师均被要求完成课题组设计的调查问卷,课题组调查人员给予现场的填写指导,并在 24 小时之内将调查问卷提交给调查员。

(4) 患者调查:对于样本医师治疗的患者,研究选取医院的心内科、妇产科的患者,分别开展药物涂层支架及高通量基因测序技术的现场调查,而在其他临床科室开展通用技术的现场调查,所有被调查患者均被要求完成课题组设计的调查问卷,课题组调查人员给予现场的填写指导,并在 24 小时之内将调查问卷提交给调查员。

(5) 技术的选择:本研究中涉及的新技术是指医院首次引入直至引进、配备或者开展 3 年之内的技术,其中涉及新的器械、新药及新手术方式。相关研究发现,目前国外对新技术转化应用于扩散方面的研究主要是针对诊查技术以及近几年逐渐兴起的电子信息技术,而对治疗技术的研究相对较少。因此,基于这样的研究考虑,结合技术的成长周期,探究处于不同成长周期阶段的技术及其在临床转化及应用过程中的差异性,本研究选取了一项临床治疗技术和一项诊断技术,分别是药物涂层支架与高通量基因测序技术。药物涂层支架技术在临床的使用时间相对较长,但是在某些规模较小的医院仍然属于较新的技术。高通量基因测序技术在临床应用时间很短。在本研究开始现场调查阶段,该技术在我国仍属于试点应用阶段。

药物涂层支架技术:药物涂层支架是经皮穿刺冠状动脉成形术的一种,是目前冠心病治疗的有效手段。由于其能有效地改善血管再狭窄而在国内被大量使用,该技术使用时间相对较长,且需要医师自身技能的一种治疗技术。医师技能在该技术的临床使用中具有重要的作用。

高通量基因测序技术:本研究选取高通量基因测序技术在妇产科产前筛查时的应用为观察侧重点。高通量基因测序技术在产前筛查时又名非侵入性产前筛查技术(non-invasive prenatal testing, NIPT)。由于其较高的灵敏度,有报道称在唐氏综合征筛查中其灵敏度高达99%,且假阳性率较低(<1%)。该技术为使用时间较短的诊断技术,主要以与其他单位及基因检测机构合作的形式开展,对于医院资质要求较低,对于医师的技术要求也较低。

2. 定量资料分析　　对于定量数据的分析,研究将主要借助于多元统计分析技术、多水平模型等传统统计方法和网络分析方法实施,如本研究拟从组织及个人层面构建医学新技术转化应用的多水平模型。

(1)多水平统计分析:多水平模型(multilevel modeling, MLM)是针对传统回归分析只能分析单一层次数据,在分析多层(嵌套)数据时存在随机误差独立性违反的缺陷而提出的。多水平模型将误差分解为各层次的误差,可以探索不同层面自变量对因变量的影响,以及不同层面自变量之间的交互作用。

(2)多元统计分析:为探究多水平分析模型构建的适宜性及信效度,本研究同时运用多元统计分析构建基于医师使用行为及基于患者使用行为的多元统计模型。

(三) 社会网络研究

社会网络(social network)是指社会行动者(social actor)及其间的关系集合。也可以说,一个社会网络是由多个点(社会行动者)和各点之间的连线(行动者之间的关系)组成的集合。用点和线来表达网络,是社会网络的形式化界定。社会网络分析法的发展在西方已有数十年的历史,最早可以追溯到20世纪30年代的心理学和人类学研究。但只是在近几十年,这一方法才有了广泛的应用和发展。该方法基于一个直觉性的观念,即行动者嵌入在其中的社会关系的模式对于他们的行动结果有重要的影响。本研究拟运用开发的本土化的定量调查用表与定性访问提纲,分别对个人层面以及组织层面的"行动者"

进行调查。该过程主要通过提名生成法完成资料采集,选定调查对象实施调查以收集医院组织及受访医师的个人中心网。

1. **组织社会网络调查**　此调查表用于调查医院和其他相关组织在医学新技术转化与临床应用过程中存在的一些交互行为情况。调查表的设计基于 Ronald Burt 于 1984 年提出的社会网络调查工具。调查内容主要包括请医院的医务科主任代表医院回忆医院在新技术引入过程中对其影响最大、交流最多的其他 5 个组织,并填写该 5 个组织与被调查医院的关系类型与互动方向及在新技术转化应用过程中与医院的交互行为的关系水平。问题选项涉及被调查医院与其他组织的相互关系、被调查医院与交互对象及不同交互对象之间的关系、沟通交流渠道、交流方式、信息支持方向、其他组织对于新技术应用提供的资源支持类型、交互组织的单位性质、在新技术使用过程中与交互单位互动的关系水平等。

2. **医师个人中心网调查**　此调查表用于调查医院和其他相关组织在医学新技术转化与临床应用过程中存在的一些交互行为情况。调查表的设计基于 Ronald Burt 在 1984 年提出的社会网络调查工具,并借鉴了罗家德本土化的改良。调查内容主要包括请样本医师回忆其在新技术使用过程中对其影响最大、交流最多的 5 个人,并填写该 5 个人的关系类型、社会背景、认识久暂、互动频率、亲密行为及亲密话题,并对 5 个人与被调查样本医师共 6 个人之间的相互关系进行分析。

3. **社会网络分析方法**　研究采用 UCINET 软件对医院组织、医师个人中心社会网络进行分析。研究从 3 个方面对于医院的组织社会网络进行分析。首先,样本医师在每一个小的组织社会网络中的网络基本情况、中心性分析、网络密度分析,探究不同级别医院、不同人口学特征的样本医师在社会网络中受其他人员的影响;其次,本研究以每家医院、每个医师中心网作为研究对象,分析每一个网络中其他人员的社会网络基本信息(网络基本情况、中心性分析、网络密度),并进行不同关系类型、社会背景、认识久暂、互动频率、亲密行为、亲密话题的网络基本情况、中心性分析、网络密度指标的差异性分析;最后,本研究以每个样本医师的网络中心性指标、网络密度指标为自变量,以医师对于新技术的使用为因变量,探究医院的组织社会网络对其新技术引入的影响。

五、技术路线

医学新技术转化应用的技术路线如图 2－1 所示。

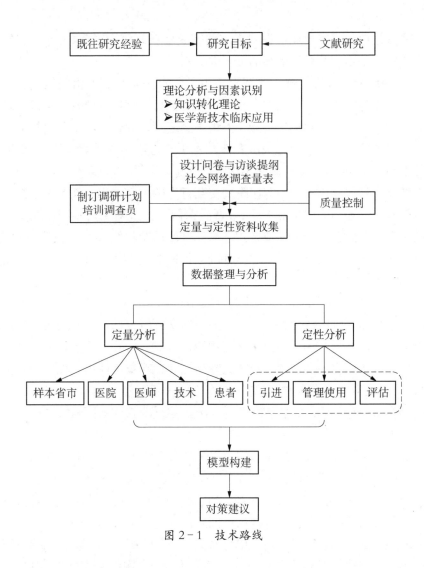

图 2-1　技术路线

六、研究实施方案

(一) 设计调查问卷和调研方案

1. **定性访谈提纲设计**　根据研究目的,基于上述的文献研究和专家会议结论,课题组开发了"医院管理者访谈提纲",利用上述工具,研究者对医疗机构中新技术应用相关的管理人员等进行了深入访谈,探究不同技术类型各利益相关人员对于医学新技术应用的知识、态度、行为以及动机的利益诉求。访谈采用半结构性访谈方式,提纲主要包括三大部分,共有 23 个问题。

访谈提纲中,第一部分是关于新技术的引进(共 5 个问题),涉及新技术开展的主要利益相关者、医院引进新技术的考量依据及相关程序。第二部分是关于医学新技术的管理(共 11 个问题),主要涉及新技术的相关管理制度、推动措施、人员资质规定、疾病指征规范、临床操作流程、不良反应应急措施、患者知情权保障、新技术引用后的评估、相关的政府部门、新技术的应用吸收以及存在的障碍与瓶颈。第三部分是关于组织社会网络(共 6 个问题),主要涉及新技术引进与应用的相关组织及其参与者、新技术的信息渠道以及与相关组织的交流与互动等。

2. **调查问卷设计**　根据研究目的,并基于上述文献研究和专家讨论,课题组开发了一系列的调查问卷。调查问卷包括:医疗机构调查表(医院的基本信息、医学新技术开展情况);医院管理者调查表(医院管理人员对于本院医学新技术开展的态度及评价);医师与患者的调查问卷,包括通用技术和具体技术的问卷。为充分了解医学新技术转化应用的不同模式,研究者选取了两种具体的医学新技术(药物涂层支架、高通量基因测序),并设计相应的医师与患者调查问卷。

3. **医院及医师社会网络调查表**　此调查表用于调查组织及医师和其他相关组织/人员在工作中进行的一些与医学新技术(药物涂层支架或高通量基因测序技术)有关的交互行为情况。调查表的设计基于 Ronald Burt 于 1984 年提出的个人社会网络调查工具。调查内容主要包括请被调查医院/医师回忆在新技术交流过程中对其最重要的 3～5 个组织/人员,并填写该 3～5 个组织/人员相关的属性数据和关系数据。问题选项涉及被调查者与交互对象的相互关系,被调查者与交互对象及不同交互对象之间的亲密程度、交流频率、相识时间、关系的重要程度及交互行为对新技术使用的影响等。

(二) 预调查与调查工具的完善

1. **专家咨询与调查工具完善**　课题组于 2016 年 4 月召开项目启动会,邀请课题组所有成员、相关专家学者、政府部门管理者就课题设计、实施总体方案及调查问卷进行讨论与完善,邀请课题组成员及外部专家分别对课题进行讨论,探讨了课题深入研究的可行性,并进一步讨论如何完善调查工具。

2. **预调查与调查工具的完善**　在服务提供者方面,课题组于 2016 年 4 月在上海市第六人民医院进行预调查。在预调查中邀请医院管理者(医院办负责人、医务科管理者、设备科管理者、医疗器械负责人)、临床科室的医师及患者对相应的调查表进行了填写,并适时收集了反馈修改意见,课题组进行分析总结后对调查工具进行相应的完善。在服务利用者方面,课题组于 2016 年 6 月在上海市第一妇婴保健院患者委员会的协助下,对上海市第一妇婴保健院的一些患者进行预调查,并适时总结反馈意见,对调查工具进行修改完善。课题组向复旦大学公共卫生学院伦理委员会提出申请,通过伦理审查(IRB♯2015‐12‐0577)。

(三) 开展正式调查

1. 调查样本确定　依照研究计划,课题组采用了横断面调查设计,对医疗机构、医院管理人员、医师及患者进行调查。运用多阶段分层抽样的方法,选取了1个一线城市——上海市,并根据经济发展水平抽取了东部的福建省和西部的四川省进行现场调研,中部具体省份的确定与调研待下一步完成。在每个省(直辖市),选取了2家三级医院、2家二级医院进行调研。在每家医院,依照研究设计,课题组根据筛选的医学新技术,调查产前筛查诊断相关的医师及孕妇各10～15名;调查心内科与冠心病治疗相关的医师及患者各10～15名;采取整群抽样原则调查10个其他临床科室,每个科室调查医师及患者各3～4名;对新技术相关科室的负责人进行定性访谈,并于每个调查访谈科室邀请2～3名医院管理人员填写"医院管理人员调查表"。

2. 现场调研的基本情况　课题组共对3个省(直辖市)的19家医疗机构完成调研,其中10家为三级医院,9家为二级医院,涉及医院的医务科、设备科、器械科、药剂科及科教科等管理科室,涉及妇产科、心内科及其他各类临床科室,共开展个人深入访谈53场,调查医院管理人员103人,调查医师912人(其中心内科冠心病治疗医师158人,产前筛查医师177人),共调查患者970人(其中心内科冠心病患者179人,产前筛查患者235人)。医师社会网络调查表共发放151份,有效139份,具体如表2‐1所示。

表2‐1　现场调查情况汇总(单位:人)

调查省(直辖市)	调查医疗机构数量(三级/二级)	医院管理人员(定性/定量)	医师定量调查		总计	患者定量调查	总计
福建省	8(4/4)	80(25/55)	通用技术		274	通用技术	265
			药物涂层支架		70	药物涂层支架	101
			高通量基因测序		87	高通量基因测序	147
上海市	4(2/2)	42(11/31)	通用技术		85	通用技术	84
			药物涂层支架		28	药物涂层支架	26
			高通量基因测序		15	高通量基因测序	16
四川省	7(4/3)	34(17/17)	通用技术		218	通用技术	207
			药物涂层支架		60	药物涂层支架	52
			高通量基因测序		75	高通量基因测序	72

3. 调研数据整理与质量控制　课题组编写了统一的培训大纲。在调查启动之前,对调查员进行培训,介绍调查表的设计思路、调查表的填写要求等。

(1) 预调查:根据调查问卷以及访谈提纲的设计,在正式调查之前选取相关部门及人员进行预调查。在此基础上,不断完善调查问卷与访谈提纲。

(2) 调查员培训:由于调查在不同机构、部门针对不同人员开展,由课题组拟编写统一的培训大纲,在调查启动之前,对调查员进行培训,介绍调查表的设计思路、调查表的填写要求等。

(3) 现场控制:在调查员调查的基础上,为保障现场调研资料收集的质量,80%的工作量由课题组成员完成。此外,课题组成员在调研现场复核部分问卷,以保证调查内容的完整和真实。

(4) 定性访谈:所有的定性访谈均由课题组成员担任,采用 Word 录入。

(5) 定量数据录入控制:由硕士研究生录入数据,采用 Epidata 软件录入,设定录入限制,并对数据进行手工逻辑查错和计算机逻辑查错。

第三章

医学新技术转化应用的相关理论及因素分析

一、医学新技术转化应用的相关理论分析

本阶段通过更加系统的文献检索与阅读,以学习掌握医学新技术转化应用的当前研究概况,从数百篇相关文献中摘录相关信息,系统地回顾与总结了目前医学新技术的传播模式及影响医学新技术转化应用的相关因素。

(一) 知识转化理论

目前,知识转化领域已经开发了许多理论模型或框架,其中在理论研究和实践指导过程中运用较多的有以下 3 个理论模型:CIHR(Canadian Institutes of Health Research)知识转化理论模型、"从知识到行动"(knowledge to action,KTA)理论框架、渥太华研究利用模型(OMRU)。

为了探索弥合医学相关理论知识与具体实践工作之间差距的策略,在 20 世纪 50 年代就有学者在医学文献中提到"知识转化"(knowledge translation)这一术语,并在随后的医学实践中不断完善。根据加拿大卫生研究院对知识成果转化运用的界定:知识转化是指"在研究人员和知识成果使用者互相合作的复杂系统内,交流、整合并合乎伦理地在实践中有效运用知识的全过程",包括从研究成果产生到研究成果使用的一系列环节,具体含有知识传播、沟通、研究结果整合、实践开展、采纳运用及评估反馈等步骤。加拿大卫生研究院提出的"CIHR 知识转化理论模型"认为研究者/知识运用者在理论研究和实践中确定相应的研究问题与方法,通过开展或参与研究,获得研究成果,形成普遍性理论知识,理论知识与其他知识或社会文化因素相融合运用于实践过程中。

以上理论模型主要在一个研究周期中对相应的知识转化活动进行了较全面的展示,充分揭示了知识转化活动并非是研究人员或研究机构单方面的、一

次性的行为,而是贯穿研究周期,需要多方充分交流、合作的复杂过程。

Logan 等制定了渥太华研究利用框架。该框架包括了知识转化过程的 6 个关键元素,即循证证据、潜在实践者、外部环境、实施策略、采纳并对最终结局产生影响。与上述两个重点展示知识转化全过程的理论模型相比,渥太华研究利用框架主要着眼于研究成果的使用,并提出了相应环节一些潜在的知识转化影响因素。该理论框架对相关知识利用情况的测量以及影响因素的确定具有重要的指导意义。

(二) 技术接纳理论

目前,在医学技术的采纳过程中,主要借鉴社会心理学的理论模型对影响医师采纳技术的行为进行研究,比较普遍应用的有理性行为理论(theory of reasoned action,TRA)、计划行为理论(theory of planned behavior,TPB)以及技术接纳理论(technology acceptance model,TAM)。

TRA 是由美国学者菲什拜因(Fishbein)和阿耶兹(Ajzen)在 1975 年提出的,主要用于分析态度如何有意识地影响个体行为,关注基于认知信息的态度形成过程(图 3-1)。其基本假设是认为人是理性的,在做出某一行为前会综合各种信息来考虑自身行为的意义和后果。按照 TRA 理论,行为意愿(behavior intention)是指个人从事某项行为的意愿强度。态度是指个人对从事某项行为正面或负面的感觉。主观规范是指个人在从事某项行为时,受社会压力影响的程度。这些相关因素结合起来,分别通过态度和主观规范影响我们的行为意念,从而导致最终的实际行为。

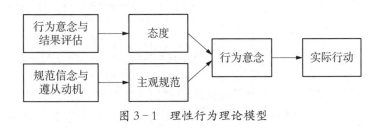

图 3-1　理性行为理论模型

TPB 由阿耶兹于 1985 年提出,它是指假设行为的发生都能够由个人的意志所控制,可在实际情况下,个人对行为意志控制往往受到许多因素的干扰,这大大降低了理性行为理论中对个人行为的解释力。而 TRA 却忽略了个人在行为上需考虑的配合条件与自我能力。个人虽持有正向的态度与主观规范,却因缺乏配合条件或自我能力不足而不产生行为意愿与实际行为。因此提出了 TPB(图 3-2)。

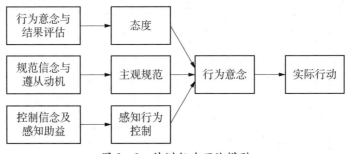

图 3-2　计划行为理论模型

近年来,TAM 在医师对于技术使用的研究中的应用越来越广(图 3-3)。该模型综合了 TRA 与 TPB 的相关理念,认为影响技术接纳与否的因素涉及内部因素(包含个人特征与个人的认知)和外部因素(如技术的特征,最终使用者的支持,医师的年龄、性别、自主权及文化背景等),都会对技术的采纳与否产生重要的影响。这些因素均会通过医师的态度影响其行为的意念,并最终导致对技术的使用与否。与 TRA 与 TPB 相比,该模型不仅从社会心理学的角度出发,而且更多地考虑了外部因素,并认为这些外部因素均会通过医师自身因素进而对其行为产生影响。

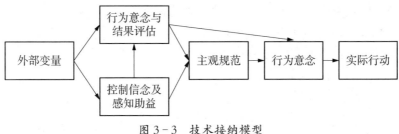

图 3-3　技术接纳模型

TAM 模型综合考虑了外部因素及医师自身因素对其最终技术采纳行为的影响。目前,对于 TRA、TPB 以及 TAM 的研究具有一定的内、外部因素的作用机制研究,但是该模型并不能清楚地展示各影响因素及利益相关者是如何传播及具体的影响途径,即目前对于该模型的应用主要聚焦在"静态"视角下,缺乏对内、外部因素的"动态"观察,并且上述理论仅仅考虑了影响医师行为的理性因素,而对影响医师行为的非理性因素并未涉及。

(三) 技术扩散理论

技术扩散理论(technology of diffusion theory)最早可以追溯到 19 世纪法国批判学者 Gabriel Tarde,其擅长分析创新的传播趋势。同时期的英国、德国及澳大利亚的人类学家在没有阅读 Gabriel Tarde 任何观点的基础上提出了"扩散"(diffusion)这一名词。在 19 世纪 40 年代,该理论经美国中部的农村社会学家在研究农民对玉米种植新品种的接纳过程中得到进一步发展。从此,该理论被广泛地应用于市场传播、公共卫生及教育领域。有研究指出技术扩散理论在技术的使用过程中主要通过鼓励产生两种趋势:一种是通过传播渠道的作用创造一种推动使用者采纳的策略;另一种是通过证明技术在创造社会价值方面的作用来引导社会需求。

　　Everett Rogers 在 Gabriel Tarde 技术扩散理论的基础上提出了技术扩散的"S"曲线(图 3-4)。Rogers 认为技术扩散的趋势遵循"S"形曲线的关系,"S"形曲线符合技术扩散的一般逻辑:当新技术进入临床的早期使用阶段时,由于技术早期的不确定性及风险性,医务人员和相关各方均较为谨慎,因此创新扩散速度较慢,而在一定时期后新技术采用者达到一定临界数量后,扩散过程突然加快,直至系统中有可能采纳创新的人大部分都已采纳创新,即创新的扩散到达饱和点为止;到达饱和点之后,创新扩散速度逐渐放缓,推广曲线趋于平稳,有需要和有能力的提供者已经基本采用了这项技术。如果没有突发的事件,那么短期内不会有太大的变化。

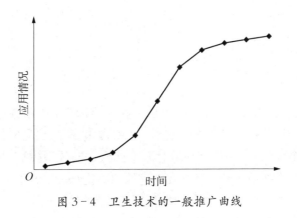

图 3-4　卫生技术的一般推广曲线

　　不过,不是所有的卫生技术都一成不变地遵循"S"形曲线,有些技术一旦被批准或被证明有效后,在很短的时间内就会达到很高的应用率。例如在美国,一种治疗儿童白血病的化疗药物的推广曲线就属于这种情况。有些学者把这种情况称作"绝望-反应模式"(desperation-reaction model)(图 3-5)。这种情况往往出现在一些长期以来缺乏有效治疗方法的疾病中。当知道有疗法研发成功或被批准之后,医师及患者急切地想要尝试应用该种治疗方式进行治疗,在短期之内就会达到很高的技术使用率。在早期,技术在临床实践中的有效性和安全性信息往往是不足的,随着临床应用案例的累积,相关的经验和统计结论将会影响医师的行为。如果结果很积极,技术将继续迅速推广,如图 3 - 5A;如果结果还不清楚,那么接下来的进一步推广将会减缓,如图 3 - 5B;如果结果是消极的,那么该技术的应用将迅速减少,直至没有,如图 3 - 5C。如果医师和患者一直处于绝望境地,那么当新技术出现时,不管该技术是否确证有效、适应证是否已经明确、操作程序是否已经明确,医师可能都会应用新技术。然而,这种盲目的广泛应用很可能引起新技术广泛的、不成熟的推广,并导致对患者的伤害。

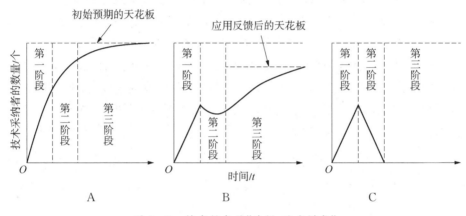

图 3 - 5　技术扩散的"绝望-反应模式"

技术扩散学者 Rogers 认为扩散是指在一定时期内,在特定的社会系统内,创新通过特定传播渠道传播的过程。技术扩散理论认为在技术的扩散过程中,存在 5 个因素的影响,分别是时间、社会系统、传播渠道、技术特性以及决策的类型,其中新技术的特性涉及技术的相对优势、兼容性、复杂性、可测试性及可观测性。根据技术接纳的时间可以将技术传播过程的技术接纳者分为创新者(具有冒险精神的领导者,将该新技术引入所在地区)、早期使用者(创新者不会对后续使用者的使用行为产生影响,早期的使用者作为意见领袖会积极推动,引爆趋势,具有较高的社会经济地位与较强的社会网络连带)、早期从众者、后期使用者及落后者。传播渠道涉及大众传播及人际传播,时间在技术扩散过程中起非常重要的作用。在技术传播过程中,时间的概念与对创新的感知、决策的各个阶段、技术采纳的过程及技术接纳者的分类相关联。技术的扩散随着时间的变化存在不一样的行动,决策的类型分为自由决策、集体的选择及少数人群的权威决策。

技术扩散理论是用来描述个体对于新技术的接纳过程,部分的技术接纳者可以不考虑其他人的意见而在新技术的使用与拒绝之间做出选择。然而,就许多情况来说,技术接纳者的个体只是医院及大学的一部分,缺乏自己选择的自主性,医院作为个体行为的基础机构在其技术的使用过程中起很大的作用。在医院背景下的决策分为以下两种:基于组织共识的集体决策和少数人群的权威决策模式。Rogers 技术扩散理论认为技术扩散-采纳的过程分为以下几个步骤:通过新技术相关信息的获取;在此基础上,通过新技术的一系列特性进入说服阶段,进而采取决策决定是否采纳新技术,以及后续的继续使用与使用后的反馈。

(四) 层次理论

在技术扩散领域,基于市场交流的相关问题,1961 年,Robert J. Lavidge 和 Gary A. Steiner 提出了技术扩散的层次模型。该模型认为在产品的扩散领域存在 6 个步骤,分别是意识(awareness)、知识(knowledge)、喜好(liking)、偏爱(preference)、说服(conviction)及购买(purchase)。该模型从消费者的角度对产品扩散的深层次原因提出了一定的研究框架。虽然卫生领域的相关卫生技术,在扩散的过程中往往存在其特殊性,但是在市场研究领域涉及的相关理念也可作为我们在临床医师在医学新技术接纳过程及新技术的传播扩散过程中需要考虑的因素。

(五) 组织层面因素对于新技术转化应用的理论分析

如果医学新技术的采纳需要物理上的空间、设备、技术以及配备的相关人员,医师的技术接纳行为在一定程度上是依赖于医院的。如果医院不提供相关基础设施,医师就无法采纳新技术。因此,如果一项新技术需要医院基础设施的支持,医院层面的新技术支持就对医学新技术的最终采纳起非常重要的作用。目前看来,对卫生系统内部的新技术,其接纳行为均是强制的,即在组织决策下自由选择,然而并没有相关研究对强制性的技术的接纳过程进行研究。研究显示在大型组织里的转化活动中,70%由于组织缺乏连续、全面的变革方式及组织员工的阻力而失败。

组织内部的技术扩散过程分为以下 5 种:①议题设定,影响组织绩效的问题;②议题的匹配,根据议题的设定匹配相应的改革,并对其可行性进行分析;③重构,对相关革新进行改革使其适应组织需求,或对组织架构进行改革使其适用组织对技术的接纳;④明晰,组织中的使用者对于技术逐渐适应及使用的过程;⑤常规化,新技术一旦被组织使用,技术的使用就成为组织的常规运行。

Rogers 认为影响组织对技术接纳的因素有 3 种,分别是关键领导者的特征、组织内部的结构因素及组织外部因素。组织的内部因素涉及组织集中度创造力、组织的复杂性、组织规范、组织内部的关联及组织对于资源的获取度。其中,集中度比较低的组织对于技术的接纳意愿相对更好,但是一旦技术被采纳,集中度就与组织对于技术的接纳行为成正比。此外,Rogers 还引用了加州卫生部的建议,认为医院的规模(人员、收支、所在城市的规模)、组织的创造性(同事对于组织领导者的认可与权威)、医疗保险的覆盖、创新性对于组织新技术的应用均具有重要作用。

二、医学新技术转化应用的利益相关因素分析

此外,本研究通过大量的文献综述,系统地梳理了目前在技术推广应用阶段使用较为广泛的相关理论模型。通过模型的梳理,结合利益相关者分析思维,研究者归纳总结了目前国内外研究涉及的利益相关者及影响因素,如医学新技术转化应用的利益相关因素分析(图 3-6)。

(一) 社会环境因素

根据文献分析发现,医师及患者对于新技术的使用行为会受到其所在的社会环境的影响,包括当地的经济发展水平、受教育水平、当地居民的健康状况、疾病负担及当地医院的竞争数量。经济发展水平越高,居民受教育水平越高,医院及医师对于新技术的接纳意愿越强;当地居民的健康状况越差,疾病负担越高,则对于新技术的需求越高;当地的医院数量越多,医院之间的竞争越大,则医院越倾向于使用新技术提升其竞争力。

(二) 医院相关因素

新技术最终的使用机构是在医院形成的。因此,医疗机构的背景(包括医疗机构的特征、管理者的态度、相关技术的开展情况及相关卫生政策的影响等)及医疗机构对新技术的相关支持措施(培训、组织支持及资金支持等)也会影响技术的传播过程。医院管理者的态度越积极,医院提供的相关新技术支持措施越多,则医师对于新技术的使用意愿越强。

(三) 医师因素

新技术的临床应用行为产生在医院,实际操作者是临床医师。因此,最终新技术能否转化成功,又与最终的接纳者——临床医师密切相关。因此,临床医师的因素(个人特征、认知、态度、技术感知及以往的使用经验)和医师的个人效能评价等均会影响医师的使用。确切地讲,所有的因素均是通过提升医师的自我收益/效能感知来提升医师使用意愿的。

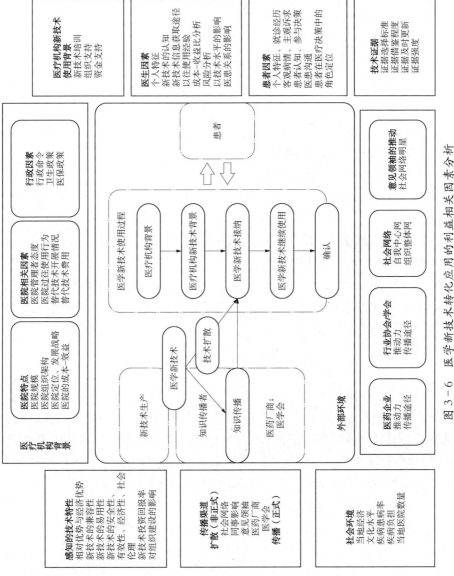

图 3-6　医学新技术转化应用的利益相关因素分析

(四) 技术特性与卫生技术评估证据因素

由于医学技术的特殊性,技术本身的因素(相对优势、安全性、有效性及伦理学特性)也会对最终的技术传播产生影响,而且起非常重要的作用。近年来随着卫生技术评估的不断发展,卫生技术评估证据及循证依据的作用在技术传播接纳过程中起的作用越来越明显。

(五) 社会网络因素

医学新技术通过相应的技术扩散与传播途径到达最终的使用机构——医疗机构的过程中存在着正式的技术传播渠道和非正式的技术扩散渠道(社会网络影响,同事影响,意见领袖、医药企业及医学会/协会的推动),而且存在影响医师的非理性因素社会网络。该领域的研究成为近年来的热点问题。

(六) 利益相关者推动因素

新技术从生产上市到最终被临床早期应用,许多利益相关者如医药企业、行业协会等起关键的推动作用,其被认为是很多技术实现转化应用的重要推动力。

(七) 患者因素

新技术的使用者或者操作者是临床医师,而最终的作用受体却是患者。因此,医师对新技术的使用会受到患者相关行为的影响,如患者的就诊经历、客观病情、主观诉求及参与决策等。而患者最终对于新技术的使用也会受到医师特性及相关行为的影响。

三、医学新技术转化应用的概念模型构建

根据上述理论及因素分析,本研究构建了基于医院使用行为、基于医师使用行为及基于患者使用行为的新技术转化应用概念模型。研究认为社会环境因素(当地经济发展、文化水平、疾病负担及当地医院的竞争)、政策因素(行政命令、政策因素)、医院的特点(规模、架构、地理位置等)、医院的组织社会网络及利益相关组织的推动等因素会作用于医院对于新技术的使用。

(一) 基于医师使用行为的新技术转化应用概念模型

研究认为影响医师的新技术使用行为的因素首先涉及医院的使用行为,其次是医师个人因素、医师的个人社会网络、对技术特性及技术临床应用证据的评价的影响及推动者的宣传推广。上述因素均可能通过医师感知到的新技术的效能与其带来的收益来影响医师对新技术的使用行为。以下是基于医师使用行为的多水平概念模型(图 3-7)。

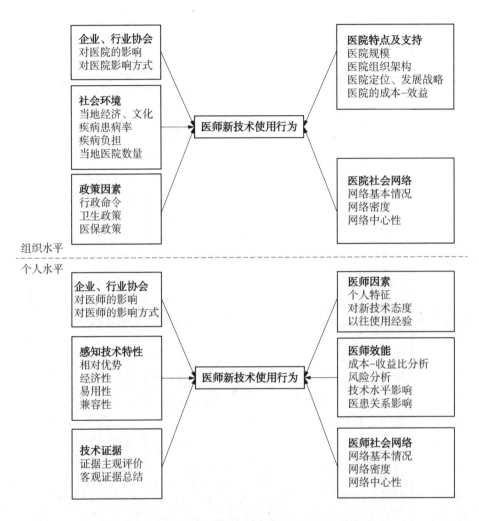

图 3-7 基于医师使用行为的多水平概念模型

(二) 基于患者使用行为的新技术转化应用概念模型

在上述模型的基础上,患者对于新技术的使用一方面受到医师使用行为的影响,另一方面,还受到患者自身特点的影响,如个人特征、就诊经历、客观病情、主观诉求、患者认知、参与决策、医患沟通及患者在医疗决策中的角色定位等。以下是基于患者使用行为的多水平概念模型(图 3-8)。

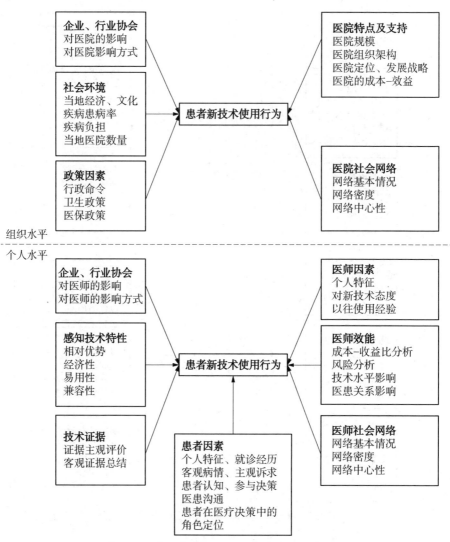

图 3-8　基于患者使用行为的多水平概念模型

第四章

样本省(直辖市)及医疗机构基本情况

一、研究目的

本章通过对样本省(直辖市)的社会经济、卫生资源配置情况及样本医疗机构的基本情况、卫生资源的配置情况及卫生服务开展与实施现状进行分析,明晰本研究的医学新技术转化应用研究的研究背景,并通过进一步的回归分析,梳理影响医学新技术转化的相关宏观因素。

二、研究内容

(1)分析并描述样本省的社会发展情况,经济社会发展水平,以及样本省的卫生资源配置情况。

(2)分析并描述样本直辖市的社会发展情况,经济社会发展水平,以及卫生资源配置情况。

(3)分析并描述样本医疗机构的基本信息及卫生资源配置情况(人、财、物及服务开展)。

(4)分析 2009 年以来样本医疗机构医学新技术的使用情况。

(5)探讨影响医学新技术转化的宏观因素,并为最终的模型构建提供研究依据。

三、研究方法

(一) 现有资料来源

本研究样本省及样本市社会发展情况、经济发展情况及卫生资源配置情况数据均源于中国知网(CNKI)年鉴库收录的各省市历年统计年鉴。样本医疗机构的基本情况数据源自本研究根据经济发展水平所选的 3 个样本省(上海市、福建省及四川省)的 6 个样本地级市(福州市、泉州市、成都市、南充市、上海徐汇区、上海嘉定区)的 19 家医院,包括二级与三级医院,样本医疗机构的卫生资源配置(人、财、物、服务开展)数据均来自样本医疗机构所填写的问卷。

(二) 数据分析方法

1. 描述性分析   对于样本省(市)的社会发展情况、经济发展情况及卫生资源配置情况均采用描述性分析进行现状描述。

2. 趋势性分析   对于 2009—2015 年样本医疗机构配备的新的医疗设备、新的医疗器械、引进新药、开展的新手术方式,本研究采用面板数据的趋势性分析进行现状描述分析。

3. t 检验   对于不同级别样本医疗机构的卫生资源配置(人、财、物及服务开展情况)的差异性分析,本研究采用 t 检验进行统计学分析。

4. 相关性分析、单因素及多因素回归分析   本研究通过相关性分析、单因素分析及多因素分析探讨影响医学新技术转化的宏观因素,并以医院管理者对新技术的态度作为因变量,以样本省(市)的社会发展情况、经济发展情况及卫生资源配置情况,以及医疗机构的基本情况与卫生资源配置(人、财、物、服务开展)为自变量,进行单因素及多因素分析。

四、研究结果

(一) 样本省(市)的基本情况概况

1. 样本省(市)经济社会发展情况   根据经济水平,本研究选取了上海市、福建省、四川省作为本研究的研究样本,其 2015 年的经济及社会发展主要指标统计如表 4 - 1 所示。3 个样本省(市)2015 年的国内生产总值(GDP)分别为 25 123.45 亿元、25 979.82 亿元及 30 053.10 亿元,上海市、福建省、四川省的人均 GDP 分别为 103 796 元、67 966 元、36 775 元,在全国 31 个省(区、市)中的排名分别为第 3、第 7、第 23 位,在全国范围内,经济发展水平分别为高、中、低。因此,本研究选取的 3 个省样本省(市)一定程度上具有一定的代表性。人口最多的四川省,常住人口数量高达 8 204 万人,福建省的人口自然增长率相对较高,高达 7.80‰。经济发展水平越高的省份,城镇人口比重越高,人口死亡率越低,而受教育水平在 3 个省的差异并不是很大。

表4-1　样本省(市)经济社会发展情况

经济社会发展情况	上海市	福建省	四川省
经济发展水平	高	中	低
GDP/亿元	25 123.45	25 979.82	30 053.10
GDP 全国排名	12	11	6
人均 GDP/元	103 796	67 966	36 775
人均 GDP 全国排名	3	7	23
常住人口/万	7 976	3 839	8 204
人口自然增长率/‰	2.45	7.80	3.36
城镇人口比重/%	87.60	62.60	47.69
人口死亡率/‰	5.07	6.10	6.94
大专以上学历人数	102 157	70 991	131 966

2. 样本省(市)卫生资源配置情况　样本省(市)卫生资源配置情况统计如表4-2所示。3个省(市)中,四川省的医疗机构数及医院数均是最高的,而上海市的医疗机构数量与医院数均是最低的,分别为4 984个与332个。经济发展水平越高的地区,医疗机构床位数与医院床位数却越低,每千人口卫生技术人员数在上海市、福建省、四川省分别为6.76、5.43与5.55,而作为衡量医师负担的两个指标,医师日均担负诊疗人次最高的为上海市,为15.2人次,最低的为四川省,为6.9人次,而医师日均担负住院床日在3个省之间的差别并不大,上海市和福建省均为2.5,而四川省为3.2。

表4-2　样本省(市)卫生资源配置情况

卫生资源配置情况	上海市	福建省	四川省
医疗机构数	4 984	28 030	81 070
其中:医院数	332	557	1 814
医疗卫生机构床位数	117 510	164 781	459 596
其中:医院床位数	98 261	122 838	319 155
每千人口卫生技术人员数	6.76	5.43	5.55
医师日均担负诊疗人次	15.2	9.5	6.9
医师日均担负住院床日	2.5	2.5	3.2

(二) 样本市(区)的基本情况概况

1. 样本市(区)经济社会发展情况　所选择的 6 个市(区)中,经济发展水平最高的为上海市的徐汇区,人均 GDP 为 122053 元,经济发展水平最差的为四川省的南充市,人均 GDP 为 22639 元。就人口数量而言,四川省成都市的人口数量最多,高达 1 442.75 万人,常住人口最少的为上海市徐汇区,仅为 108.91 万人。除上海市徐汇区之外,其他市的人口自然增长率均为正向的增长,而上海市人口出现负增长。人口死亡率最低的为四川省成都市,仅为 5.23‰,而死亡率最高的上海市嘉定区为 8.62‰(表 4-3)。

表 4-3　样本市(区)经济社会发展情况

社会发展情况	徐汇区	嘉定区	福州市	泉州市	成都市	南充市
常住人口/万	108.91	156.80	678.37	722.45	1 442.75	633.38
人口自然增长率/‰	− 0.91	0.03	7.80	7.80	2.89	3.06
人口死亡率/‰	8.49	8.62	6.10	6.10	5.23	5.81
GDP/亿元	1 329.28	1 756.10	5 618.08	6 137.71	10 056.59	1 432.02
人均 GDP/元	122 053.00	111 996.17	75 259.00	72 421.00	70 019.00	22 639.00

2. 样本市(区)卫生资源配置情况　样本市(区)的卫生资源配置情况统计如表 4-4 所示,根据已收集到的相关数据显示,医疗机构数量与医院数量最多的均为四川省的南充市与成都市,上海市嘉定区的医疗机构数量与医院数量最少,而成都市的医疗卫生机构床位数最高,高达 108 031 张,其次为福州市,为 34 548 张,医疗卫生机构床位数最少的为上海市嘉定区,为 4 018 张。

表 4-4　样本市卫生资源配置情况

卫生资源配置情况	徐汇区	嘉定区	福州市	泉州市	成都市	南充市
医疗机构数	312	295	4 473	4 864	8 190	8 780
其中:医院数	27	7	—	—	499	114
医疗卫生机构床位数	15 146	4 018	34 548	31 791	108 031	29 670
其中:医院床位数	—	2 613	—	—	87 635	19 836

(三) 样本医疗机构基本概况

1. 样本医疗机构基本信息　本研究共调查 19 家医院,其中上海市 4 家,福建省 8 家,四川省 7 家。19 家医院中三级医院 10 家,二级医院 9 家。本研究收集到 19 家医院的基本情况统计,其具体信息如表 4 - 5 所示。19 家医院的平均医院成立年限为 80 年,成立时间最长的有 135 年的历史,最短的也有 26 年。调查的 19 家样本医院中,有 10 家为大学附属医院,12 家为教学医院,5 家为医疗联合体成员医院,有 7 家医院有重点学科专业。19 家医院中,国家级重点学科、省级重点专科及市级重点专科的平均数量分别为 2 个、3 个、3 个。

表 4 - 5　样本医院基本情况

指　　标	分类	数值	比例/%
医院成立年限(年)	平均值	80	—
	最大值	135	—
	最小值	26	—
附属医院(个)	否	10	52.63
	是	9	47.37
教学医院(个)	否	7	36.84
	是	12	63.16
医联体医院(个)	否	14	73.68
	是	5	26.32
临床重点专科(个)	否	2	22.20
	是	7	77.80
国家级医院数量	—	2	—
省级医院数量	—	3	—
市级医院数量	—	3	—

2. 样本医疗机构卫生资源配置情况分析　不同级别医院的卫生人力资源配置的差异性分析如表 4 - 6 所示。三级医院的职工总数、医师数量、心内科医师数量、妇产科医师数量及护士数量均高于二级医院,且两组独立样本的 t 检验证明两者差异具有统计学意义($P < 0.05$),三级医院的平均职工数量高达 2 541 人,而二级医院仅为 814 人;在三级与二级医院的医师人数也具有明显的差异,分别为 755 人与 240 人;护士人数的差异也相当明显,分别为 1 106 人与 368 人。

表4-6　不同级别样本医院人力资源配置差异性分析

比较项	三级医院/人	二级医院/人	T 值	P 值
职工总数	2 541	814	4.441	0.003
卫生技术人员总数	1 763	749	2.019	0.083
医师人数	755	240	3.167	0.019
心内科医师数	32	9	5.943	0.001
妇科医师数	31	10	3.796	0.007
产科医师数	17	12	1.443	0.286
医技科室技师数	228	40	-2.14	0.085
护士人数	1 106	368	3.770	0.009

不同级别样本医院财务资源配置的差异性分析如表4-7所示。经统计，10家三级医院的平均建筑面积与业务用房面积分别为 140 709.75 m^2、106 626 m^2，远远高于二级医院的 51 978.42 m^2，43 813.46 m^2，且差异具有统计学意义（$P<0.05$）。三级医院的平均总收入为 187 287.28 万元，高于二级医院的 46 328.351 4 万元（$P<0.05$）。具体来讲，三级医院的医疗收入与住院收入明显高于二级医院（$P<0.05$），而门诊收入在不同级别医院之间的差异并无统计学意义（$P>0.05$）。三级医院的医疗收入高达 174 794.45 万元，住院收入为 113 552.84 万元，占医疗收入的较大比重。

表4-7　同级别样本医院财务资源配置的差异性分析

比较项	三级医院	二级医院	T 值	P 值
建筑面积/m^2	140 709.75	51 978.42	2.711	0.035
业务用房面积/m^2	106 626.00	43 813.46	2.769	0.032
收入总计/万元	187 287.28	46 328.35	2.816	0.023
财政补助收入/万元	9 764.88	5 489.79	2.053	0.074
医疗收入/万元	174 794.45	39 711.40	2.803	0.023
门诊收入/万元	100 287.32	18 384.33	1.447	0.186
住院收入/万元	113 552.84	19 717.60	3.101	0.015

2015 年，样本三级医院与二级医院门诊医疗收入统计如表4-8所示。无论二级医院还是三级医院，门诊医疗收入中，所占比例最高的均为门诊药品收入，三级医院高达 66.07%，二级医院高达 52.31%；其次为检查收入，三级医

院检查收入所占比例为 12.12%,二级医院更是高达 18.73%。经统计检验发现,三级医院的门诊检查收入、化验收入、治疗收入及药品收入均明显高于二级医院,且 t 检验发现不同级别的医院之间的差异具有统计学意义(P <0.05)。

表4-8 不同级别样本医院门诊费用差异性分析

比较项	三级医院	二级医院	T 值	P 值
诊察收入/万元	1795.06	901.52	1.939	0.089
检查收入/万元	8157.15	3597.56	2.906	0.020
化验收入/万元	6319.70	2277.14	2.481	0.038
治疗收入/万元	3952.29	1589.93	2.474	0.038
手术收入/万元	1355.26	286.19	1.633	0.141
卫生材料收入/万元	1238.91	508.65	1.775	0.114
药品收入/万元	44443.87	10048.54	2.591	0.032

2015 年,样本三级医院与二级医院住院医疗收入统计如表4-9所示。无论二级医院,还是三级医院,住院医疗收入中,所占比例最高的仍为住院药品收入,三级医院为 34.05%,二级医院高达 39.37%;其次为卫生材料收入,三级医院卫生材料收入所占比例为 31.34%,二级医院为 18.78%。经统计学分析发现,三级医院的住院检查收入、化验收入、治疗收入、手术收入及药品收入均明显高于二级医院,且 t 检验发现不同级别的医院之间的差异具有统计学意义(P<0.05)。

表4-9 不同级别样本医院住院费用差异性分析

比较项	三级医院	二级医院	T 值	P 值
诊察收入/万元	945.27	262.09	3.738	0.006
检查收入/万元	9536.46	1847.49	3.528	0.008
化验收入/万元	9724.28	2301.05	3.334	0.010
治疗收入/万元	8694.18	1481.31	3.613	0.007
手术收入/万元	7973.14	1460.35	2.379	0.045
卫生材料收入/万元	33403.63	3298.98	1.924	0.090
药品收入/万元	36293.03	6915.10	3.858	0.005

2015 年,样本三级医院与二级医院卫生服务开展情况统计如表 4 - 10 所示。三级医院与二级医院的门急诊总人次分别为 2 018 299 与 919 834 人次,年出院总人次分别为 64 042 与 28 513 人次。经统计学分析发现三级医院在年出院人次、年手术人次、核定床位数及实际床位数方面均明显高于二级医院,且经 t 检验,发现三级医院与二级医院的差异具有统计学意义($P<0.05$)。

表 4 - 10　不同级别样本医院卫生服务开展情况的差异性分析

比较项	三级医院	二级医院	T 值	P 值
门急诊总人次	2 018 299	919 834	1.794	0.116
门诊人次	1 809 664	808 441	1.965	0.090
急诊人次	194 939	139 241	0.442	0.674
年出院总人次	64 042	28 513	2.723	0.030
年手术总人次	44 474	8 772	2.265	0.058
核定床位数	1 634	560	3.404	0.011
实际床位数	1 690	644	3.812	0.007

(四) 样本医疗机构医学新技术的使用情况分析

1. 2009—2015 年样本医疗机构配备新设备数量统计　2009—2015 年,不同级别样本医院的医学新设备配备数量如图 4 - 1 所示。不同级别的新设备配备数量均呈现逐年上涨的趋势,三级医院的增幅最为明显,明显高于二级医院医学设备的配备数量。2015 年,样本三级医院的新设备配备平均数量高

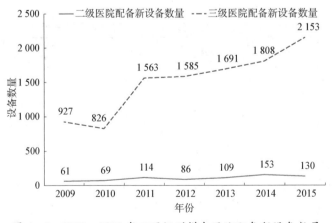

图 4 - 1　2009—2015 年不同级别样本医院配备新设备数量

达 2 153 个,二级医院仅为 130 个。三级医院在 2010 年之后医学新设备的配备数量出现了大幅度的提升。

2. 2009—2015 年样本医疗机构引进新医疗器械数量统计　2009—2015年,不同级别样本医院的医学新器械配备数量如图 4-2 所示。不同级别样本医院的新设备配备数量在 2013 年以后出现了大幅下滑的趋势,三级医院新设备的配备数量相对较高。2015 年,三级医院的新器械配备的平均数量为 117个,二级医院新器械的配备平均数量为 39 个。

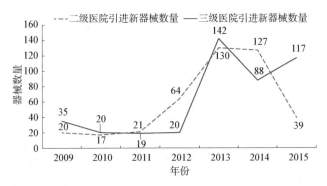

图 4-2　2009—2015 年不同级别样本医院引进新器械数量

3. 2009—2015 年样本医疗机构引进新药数量　2009—2015 年,不同级别医院引进新药数量如图 4-3 所示。不同级别医院引进新药数量在 2009—2012 年呈现逐年上涨的趋势,2012 年达到最高峰。三级医院与二级医院引进的新药数量分别为 205 种与 37 种。在 2012—2015 年呈现一定的下降趋势。三级医院引进的新药数量相对较高,2015 年为 38 种,而二级医院 2015 年引进的新药数量为 29 种。

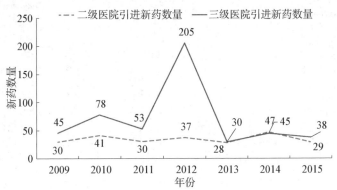

图 4-3　2009—2015 年不同级别样本医院引进新药数量

(五) 样本医疗机构药物涂层支架、高通量基因测序的开展情况

1. 样本医疗机构药物涂层支架的开展情况　19 家样本医院中有 12 家医院开展了药物涂层支架治疗冠心病项目,未开展该介入治疗的 7 家医院均为二级医院。在所有实施该介入治疗的样本医院中,国产药物涂层支架的使用量明显高于进口药物涂层支架,所占的平均比例分别为 71％和 29％,且使用量呈现逐年递增的状态。截至 2015 年,样本医院的国产与进口药物涂层支架的使用数量分别为 876 例与 593 例,具体如图 4－4 所示。2011—2015 年药物涂层支架的使用金额也呈现逐年上涨的趋势。其中,国产支架的使用金额明显高于进口支架的使用金额,只有 2014 年进口支架使用金额高于国产支架,2015 年样本医院国产药物涂层支架与进口药物涂层支架的平均使用金额分别高达 9 068 893 元与 4 682 741 元(图 4－5)。

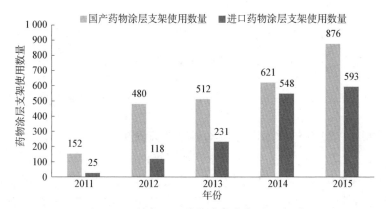

图 4－4　样本医院药物涂层支架使用数量

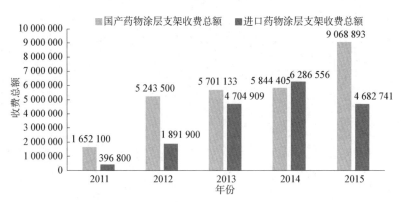

图 4－5　样本医院药物涂层支架收费总额

作为该技术的替代技术,可降解支架治疗冠心病的实施医院相对较少。在所调查的样本医院中,仅有 2 家三级甲等医院引进了该技术,且使用数量逐年增加,如在中等发达地区的 1 家医院 2015 年国产和进口可降解支架的使用数量分别为 226 例和 27 例。2015 年国产和进口的使用金额也分别高达 1 830 600 元和 480 600 元,而裸金属支架由于其易导致明显的血管狭窄等手术后不良反应,在所有的样本医院均未见使用。药物涂层支架的另一类替代治疗方式——冠状动脉手术在样本医院的实施数量已经较低,2010—2015 年的平均冠状动脉手术数量分别为 35 例、72 例、147 例、92 例、139 例及 111 例。

2. 样本医疗机构高通量基因测序项目开展情况 19 家医院中,有 6 家医院开展了高通量基因测序的产前筛查项目。其中,大部分均以与公司合作或第三方检验检测机构合作的形式开展出生缺陷的筛查工作,并且在医疗机构内并没有设立相应的检验检测实验室。本研究中仅有 2 家基因测序机构是 2015 年卫生部颁布的基因检测试点机构,孕妇使用高通量基因测序单次的检测费用平均约为 2 290 元。

(六) 影响医学新技术转化应用的宏观因素分析

为探究医学新技术转化的宏观因素,本研究以医院管理者对于新技术引进频率的感知为主要分析变量,分析样本市相关因素、样本医院基本情况及样本医院资源配置情况与医院新技术引进频率之间的相关关系,具体分析情况如下。

1. 影响医学新技术转化的样本市(区)因素分析 影响医学新技术转化的样本市(区)相关因素分析如表 4-11 所示。研究选取样本市(区)的相关因素,如样本市(区)GDP、样本市(区)人口增长速度、样本市(区)受教育水平、样本市(区)的人均期望寿命、样本市(区)同级别医院的数量与医院新技术引进频率进行相关性分析,发现样本市(区)GDP 与医院新技术引进频率之间具有正相关关系,其他因素均没有相关关系($P > 0.05$)。

表 4-11 影响医学新技术转化的样本市因素

比较项	泊松相关系数	P 值
样本市(区)GDP	0.06	0.03
样本市(区)人口增长速度	-0.06	0.86
样本市(区)受教育水平	0.06	0.86
样本市(区)期望寿命	0.06	0.86
样本市(区)同级别医院的数量	-0.22	0.51

2. 影响医学新技术转化的医院基本情况分析　　影响医学新技术转化的医院基本情况分析如表 4 – 12 所示。研究选取医院基本情况的相关指标,如样本医院的级别,样本医院是否为附属医院、是否为教学医院、是否为医疗联合体成员医院,医院是否有重点专科,医院国家级重点专科的数量、省级重点专科数量、市级重点专科数量,与医院新技术引进的频率进行相关性分析。分析发现:医院级别越高,新技术的引进频率越高($P<0.01$);医院国家级重点专科数量越多,新技术的引进频率越高($P<0.01$);医院省级重点专科数量越多,新技术的引进频率越高($P<0.01$);医院市级重点专科数量越多,新技术的引进频率越高($P<0.01$)。其他因素与医院对于新技术的引进频率并无相关关系($P>0.05$)。

表 4 – 12　影响医学新技术转化的医院基本情况分析

比较项	泊松相关系数	P 值
医院级别	0.78	0.00
医院是否为附属医院	− 0.03	0.93
医院是否为教学医院	0.16	0.67
医院是否为医疗联合体成员医院	− 0.06	0.86
医院是否有重点专科	0.06	0.86
医院国家重点专科数量	0.97	0.03
医院省级重点专科数量	0.95	0.01
医院市级重点专科数量	0.95	0.05

3. 影响医学新技术转化的医院资源配置因素分析　　影响医学新技术转化的医院资源配置因素分析如表 4 – 13 所示。研究选取医院资源配置的相关指标,如医院建筑面积、医院业务用房面积、医院收入、医院财政补助收入、医院医疗收入、医院门诊收入、医院住院收入、医院固定资产、医院门急诊人次、医院出院人次、医院手术人次、医院实际床位数、医院职工数、医院医师数,与医院新技术引进的频率进行相关性分析。分析发现:医院建筑面积越大($P<0.05$)、业务用房越大($P<0.05$),新技术的引进频率越高;医院收入越高($P<0.05$)、固定资产越多($P<0.05$),新技术的引进频率越高;医院出院人次越多($P<0.05$)、医院实际床位数越多($P<0.05$)、医院职工数越多($P<0.05$)、医院医师数越多($P<0.05$),新技术的引进频率越高。

表4-13　影响医学新技术转化的医院资源配置分析

比较项	泊松相关系数	P 值
医院建筑面积	0.84	0.01
医院业务用房面积	0.84	0.01
医院收入	0.74	0.01
医院财政补助收入	0.50	0.14
医院医疗收入	0.74	0.01
医院固定资产	0.84	0.00
医院门急诊人次	0.65	0.06
医院出院人次	0.76	0.02
医院手术人次	0.61	0.08
医院实际床位数	0.83	0.01
医院职工数	0.85	0.00
医院医师数	0.78	0.02

五、讨论

(一) 三级医院的资源配置优于二级医院

　　分析研究所选取的19家医院的有关数据,其中10家三级医院、9家二级医院的样本机构具有一定的代表性。在人、财、物及服务开展方面,三级医院的资源配置均优于二级医院,二级医院与三级医院在门诊收入方面并无差异,而在住院方面的收入,三级医院明显高于二级医院。分析其原因,研究认为国家一系列政策的限制,使得二级医院与三级医院之间的收入差异缩小,三级医院与二级医院的收入差异主要集中在住院医疗方面。具体来讲,在门诊收入方面,三级医院的检查收入、化验收入、治疗收入及药品收入均高于二级医院,而在卫生材料的收入方面两者并无差异。究其原因,研究认为在卫生耗材方面,由于门诊耗材比的政策限制,两者之间的差异并不大。在住院费用方面,门诊与住院之间均存在明显的差异。研究认为两者在住院费用方面的差异主要是由于不同级别医院的职能划分导致的。三级医院主要接纳的是危急重症患者的住院医疗,因此,三级医院的住院费用明显高于二级医院。同样,在不同级别医院的卫生服务开展情况、年患者出院人次、年手术人次、核定床位数及实际床位数方面也存在这样的问题。

（二）三级医院新设备配置数量高于二级医院，两者在新器械的配置方面无明显差异

研究发现 2009—2015 年间三级医院的新设备配置均高于二级医院，这与不同级别医院的功能定位是一致的，三级医院对设备的诊疗需求明显优于二级医院。因此，三级医院设备配置数量优于二级医院。

在医疗器械（部分样本医院称其为医疗耗材）的差异性分析中发现，不同级别的医院在医疗耗材的配置方面并无明显区别，可能是国家对容易引起浪费的医用耗材方面的管理措施导致不同级别的医院之间并无明显差异，均控制在较低的引进及使用水平。

（三）近年来，不同级别医院的新药引进并无明显差异

通过不同级别样本医院的新药引进的差异性分析，发现 2009—2013 年间新药的引进数量明显是三级医院高于二级医院，而在 2013 年之后，新药的引进在二、三级医院间趋于一致。分析其原因，通过现场定性访谈发现 2013 年之后样本省份均实施了统一招标采购的政策，即医院引进的所有药品均需在招标目录内，若需要采购招标目录外的药品，则需要备案采购。这种政策要求会一定程度上影响医院对目录外药品的需求，导致二级与三级医院在新药的引进及使用上存在趋于一致的趋势。

（四）国产药物涂层支架的使用量及使用金额均优于进口支架

通过 2011—2015 年样本医院使用药物涂层支架的分析发现，药物涂层支架的使用数量与使用金额呈逐年上升的趋势。在所有使用的支架中，国产支架的使用数量与使用金额均高于进口支架。分析其原因，是因为近年来国家对医疗器械的重视逐步加强，相继公布了一系列适应我国医疗设备与器械产业发展情况及我国的国情制度的相关文件，为新的医疗器械与设备的发展注入了新的活力，一定程度上也促进了我国医疗器械产业的健康发展。

（五）宏观层面影响新技术转化应用的因素分析

以管理者视角下医院引进及配置新技术的频率为观察变量，通过两两相关性分析发现，样本市的相关指标中仅有样本市的 GDP 与新技术引进的频率呈正相关关系；医院的基本情况指标（医院级别、医院的重点学科数量）均与新技术引进频率呈正相关关系；医院的规模指标（医院建筑面积、医院业务用房面积、医院收入、医院医疗收入、医院固定资产）也与新技术引进频率呈正相关关系；医院的服务开展指标（医院出院人次），医院资源配置指标（医院实际床位数、医院职工数、医院医师数）也与新技术引进频率呈正相关。上述影响因素的筛选将为最终模型的构建提供研究基础。

第五章

医院层面的医学新技术转化应用因素分析

一、研究目的

本章依据对医院层面的管理者,包含医务科、医疗设备科、医疗器械科及药剂科的定量调查的结果,从组织支持、管理者认知及医院组织社会网络的角度系统分析医院层面在新技术引进过程中的相关因素,为后续模型的构建提供研究依据。

二、研究内容

(1) 分析并描述医院管理者对于新技术引进的认知及态度。

(2) 系统分析医院管理者视角下影响医院引进医学新技术的因素,涉及医院发展因素、政策因素、组织因素、人力资源配置因素及相关技术因素。

(3) 分析医院管理者视角下医学新技术临床应用面临的机遇与挑战。

(4) 分析并描述医学新技术引进过程中的医院支持,主要涉及医院为新技术提供的相关培训情况。

(5) 从医院层面及其他利益相关组织的作用层面分析组织社会网络对医院医学新技术引进及临床应用的影响。

(6) 探讨影响医学新技术转化的医院层面因素,并为最终的模型构建提供研究依据。

三、研究方法

(一) 社会网络介绍

"社会网络"的方法最早可以追溯到 20 世纪 30 年代的心理学和人类学研究,但只有在近几十年,这一方法才有了广泛的应用和发展。该方法基于一个直觉性的观念,即行动者嵌入在其中的社会关系的模式对他们的行动结果有重要的影响。

社会网络的概念最早是在英国著名人类学家阿尔弗雷德·拉德克利夫-布朗(Alfred Radcliffe-Brown)对结构的关注中提出来的。布朗所探讨的网络概念聚焦于文化是如何规定有界群体(如部落、乡村等)内部成员行为的。他的研究比较简单,实际的人际交往行为要复杂得多。较成熟的社会网络的定义是 Wellman 于 1988 年提出的"社会网络是由某些个体间的社会关系构成的相对稳定的系统",即把"网络"视为联结行动者(actor)的一系列社会联系(social ties)或社会关系(social relations)。它们相对稳定的模式构成社会结构(social structure)。随着应用范围的不断拓展,社会网络的概念已超越了人际关系的范畴。网络的行动者(actor)既可以是个人,也可以是集合单位,如家庭、部门、组织。社会网络与企业知识、信息等资源的获取紧密相关。网络成员有差别地占有各种稀缺性资源,关系的数量、方向、密度、力量和行动者在网络中的位置等因素影响着资源流动的方式和效率。

(二)医院组织社会网络调查

社会网络调查表用于调查医院和其他相关组织在医学新技术转化与临床应用过程中存在的一些相互的交互行为情况。调查表的设计基于 Ronald Burt 于 1984 年提出的社会网络调查工具,调查内容主要包括请医院的医务科主任代表医院回忆医院在新技术引进过程中对其影响最大、交流最多的 5 个其他组织,并填写该 5 个组织与被调查医院的相关关系类型与互动方向及在新技术转化应用过程中与医院的交互行为的关系水平。

(三)数据分析

1. **描述性分析**　对管理者的认知态度及医院对于新技术引进的支持情况进行现状描述。

2. **χ^2 检验**　对不同级别样本医疗机构的医学新技术引进相关影响因素(医院发展因素、政策因素、组织因素、人力资源配置因素、相关技术因素)进行差异性分析,本研究采用 χ^2 检验进行统计检验。

3. **社会网络分析**　研究采用 Ucinet 软件对医院的组织社会网络进行分析。研究从 3 个方面对于医院的组织社会网络进行分析。首先是医院及其他组织(行政主管、行业学会/协会、医药企业、卫生监督部门、人力资源和社会保障部门、食品与药品监督管理部门、财政部门、物价部门)在每一个小的组织社会网络中的网络基本情况、中心性分析、网络密度分析,对医院在组织社会网络中受其他组织的影响及其他组织对医院新技术临床应用行为的影响进行研究;其次,本研究以每一个组织作为研究对象,分析不同关系类型及不同关系水平的其他组织对医院影响的差异;最后,本研究以每家医院的网络中心性指标、网络密度指标作为自变量,以医院层面新技术的使用频率作为因变量,探究医院的组织社会网络对其新技术引进的影响。网络中心性相关指标界定如下。

(1) 程度中心性(degree centrality):程度中心性经常用来衡量谁会在团体中处于最主要的中心地位,这样的人在组织中最具有权威,具体到本研究就是在新技术的使用过程中处于主导地位的相关组织,拥有最高程度中心性的人在组织中也处于最重要的位置。

(2) 亲近中心性(closeness centrality):亲近中心性则是以距离为概念计算一个节点的中心程度,与其他人距离越近则中心性越高,与其他人距离越远则中心性越低。本研究通过 UCINET 软件计算得出的亲近中心性值越小表示与其他人的距离越远,越是边缘化,在新技术的使用过程中起到的作用越不明显。

(3) 中介中心性(betweenness centrality):中介中心性是衡量一个组织或个人作为媒介者的能力,值越高表明组织中信息被少数人垄断的可能性越高,表示有人可以高度操控信息和利益。

4. 单因素及多因素回归分析　为最终多水平模型的构建提供相应的研究依据。本研究通过单因素分析及多因素分析探讨影响医院医学新技术转化及临床应用的相关医院层面因素,并以医院新技术的引进频率作为因变量,以管理者对于新技术引进的认知及态度,管理者视角下的医院发展因素、政策因素、组织因素、人力资源配置因素及相关技术因素,医院支持行为(医院对新技术提供的相关培训情况),以及组织社会网络相关指标为自变量,进行单因素及多因素分析。

四、研究结果

(一) 医院管理者人口学特征

本研究共调查样本医院医务处管理者、医疗设备科管理者、医疗器械科管理者、药剂科管理者共计 103 人。其人口学特征统计如表 5 - 1、5 - 2 所示。103 名管理者中 50.50% 为男性,有 31.00% 的管理者在行业协会任职,82.40% 的管理者婚姻状态为已婚,86.40% 的管理者具有本科及以上学历,27.5% 的管理者具有高级职称,大部分(50.50%)被调查者是医院行政科室具体负责人,有小部分人为行政科室、医技科室及临床科室负责人,平均工作年限为 15 年,工作年限最高的为 40 年,平均在本院工作年限为 13 年,平均年龄为 38 岁,年龄最大的为 60 岁,最小的为 21 岁。

表 5-1　样本医院的医院管理者人口学特征

比较项	类别	人数	比例/%
性别	男	52	50.50
	女	51	49.50
在行业协会/学会任职	否	71	68.90
	是	32	31.10
婚姻状况	未婚	17	16.70
	已婚	84	82.40
	离婚	1	1.00
	丧偶	0	0.00
最高学历	初中及以下	0	0.00
	中专(高中)	1	1.00
	大专	13	12.60
	本科	65	63.10
	研究生	24	23.30
职称	初级	23	22.50
	中级	30	29.40
	副高	17	16.70
	正高	11	10.80
	未定职称	21	20.60
行政职务	无	52	50.50
	院长	0	0.00
	副院长	1	1.00
	行政科室负责人	25	26.00
	医技科室负责人	12	12.00
	临床科室负责人	0	0

表 5-2　样本医院的医院管理者工作年限及年龄分布

比较项	类别	数值
工作年限	平均值	15
	最小值	1
	最大值	40
本院工作年限	平均值	13
	最小值	1
	最大值	36

（续表）

比较项	类别	数值
年龄	平均值	38
	最小值	21
	最大值	60

（二）医院管理者对于医院引进新技术的认知、态度分析

对于新技术发起人的认知,大部分医院管理人员认为新技术的引进主要集中在临床医师和医院管理者。认为新技术引进的发起人是临床医师的占69.60%,认为是医院管理者的占29.40%,仅有1人认为行政科室科员也是发起人(表5-3)。此外,32%的样本医院管理者认为医院对于新技术的引进频率相对较高,而仅有11.70%的管理人员认为医院对于新技术的引进频率较低。

表5-3　对新技术引进发起人的认知情况

认知中的新技术引进发起人	人数	百分比/%
临床医师	71	69.60
行政科室科员	1	1.00
医院管理者	30	29.40
患者	0	0.00
合计	102	100.00

对于新技术引进医院的态度,88.00%的管理者对新技术的引进持支持的态度,仅有7.90%的管理者不支持医院引进新技术。新技术的引进对医院的影响方面,有87.00%的管理者认为新技术的引进不会提升医院的收益,但有88.00%的管理人员认为新技术的引进在一定程度上促进了医院的发展(表5-4)。

表5-4　样本医院管理人员对新技术引进的认知、态度[单位:人(%)]

管理人员的认知、态度	非常不支持	比较不支持	一般	比较支持	非常支持
对医院引进新技术的态度	5(4.90)	3(3.00)	4(4.00)	49(49.00)	39(39.00)
新技术的引进提升了医院的收益	16(16.00)	71(71.00)	12(12.00)	1(1.00)	0(0.00)
新技术的引进促进了医院的发展	3(3.00)	2(2.00)	7(7.00)	55(55.00)	33(33.00)

（三）医院管理者视角下影响医院引进医学新技术的因素分析

为探究不同级别医院在新技术引进过程中的相关影响因素，本研究从医院发展因素、政策因素、组织推动因素、人力资源配置因素及技术因素方面探究不同级别影响因素的差异。

在医院发展因素方面，不同级别医院新技术引进影响因素的差异性分析如表5-5所示。绝大部分的二级与三级医院管理者均认为新技术对提升医院知名度的影响对新技术的引进影响程度相对较高；新技术涉及的患者规模对新技术的引进影响程度也相对较高，在二级与三级医院分别高达72.60％和58.30％；对是否符合医院重点学科建设与发展方面，绝大部分医院管理者认为该因素对新技术的引进起到非常大的影响；二级医院与三级医院分别仅有35.50％和52.10％的管理者认为新技术投资回报对医院新技术的引进起到非常大的影响。

表5-5　不同级别医院的管理者对医院发展因素与新技术引进的影响认知

比较项	医院级别	影响非常低/人（％）	影响比较低/人（％）	一般/人（％）	影响比较高/人（％）	影响非常高/人（％）	χ^2
医学新技术对提升品牌知名度的影响	二级医院	0(0.00)	0(0.00)	8(16.00)	30(60.00)	12(24.00)	2.02
	三级医院	1(2.10)	0(0.00)	11(22.90)	27(56.30)	9(18.80)	
涉及患者规模	二级医院	0(0.00)	1(2.00)	13(25.50)	31(60.80)	6(11.80)	2.58
	三级医院	0(0.00)	2(4.20)	18(37.50)	22(45.80)	6(12.50)	
符合重点学科建设与发展	二级医院	0(0.00)	0(0.00)	8(16.30)	27(55.10)	14(28.60)	2.32
	三级医院	0(0.00)	1(2.10)	5(10.40)	31(64.60)	11(22.90)	
投资回报	二级医院	1(2.10)	8(16.70)	21(43.80)	15(31.30)	2(4.20)	9.54
	三级医院	3(6.30)	1(2.10)	19(39.60)	20(41.70)	5(10.40)	

在政策因素方面，不同级别医院新技术引进影响因素的差异性分析如表5-6所示。绝大部分的二级与三级医院管理者均认为新技术是否符合政策要求对医院新技术的引进影响程度相对较高；新技术解决未被满足的医疗需要的能力也是二级与三级医院管理者认为在新技术引进过程中考虑的主要因素，分别高达61.30％和68.80％；技术的不可替代性也是二级与三级医院管理者考虑的主要因素，分别高达50.00％和62.50％；同时，新技术是否能被医疗保险报销在二级与三级医院管理者的选择方面存在差异（$P<0.05$），二级医院认为医疗保险是否能被报销对新技术引进的影响一般，而三级医院则

认为能否被医疗保险报销对新技术的引进影响非常大。

表5-6　政策因素对不同级别医院新技术引进的影响

比较项	医院级别	影响非常低/人(%)	影响比较低/人(%)	一般/人(%)	影响比较高/人(%)	影响非常高/人(%)	χ^2
符合政策要求	二级医院	0(0.00)	0(0.00)	3(6.10)	21(42.90)	20(40.80)	4.49
	三级医院	1(2.10)	0(0.00)	3(6.30)	12(25.00)	27(56.30)	
解决未被满足医疗需要能力	二级医院	0(0.00)	1(2.00)	18(36.70)	21(42.90)	9(18.40)	2.04
	三级医院	0(0.00)	0(0.00)	15(31.30)	26(54.20)	7(14.60)	
对减轻疾病负担的影响	二级医院	1(2.00)	3(5.90)	16(31.40)	28(54.90)	3(5.90)	3.15
	三级医院	0(0.00)	3(6.10)	12(24.50)	27(55.10)	7(14.30)	
技术不可替代	二级医院	0(0.00)	4(8.00)	21(42.00)	20(40.00)	5(10.00)	5.22
	三级医院	1(2.10)	1(2.10)	15(31.30)	24(50.00)	6(12.50)	
被医疗保险报销的可能性	二级医院	3(6.10)	6(12.20)	28(57.10)	12(24.50)	0(0.00)	13.39*
	三级医院	4(8.20)	4(8.20)	17(34.70)	14(28.60)	9(18.40)	

* $P<0.05$。

在其他组织推动因素方面,不同级别医院新技术引进影响因素的差异性分析如表5-7所示。无论是在专家推荐还是行业协会推荐,其影响在二级与三级医院管理者的认知方面并无差异($P>0.05$)。绝大部分的二级与三级医院管理者均认为医学新技术在引进过程中,医院临床专家推荐与行业协会推荐均对医院是否引进某项新的医学技术有非常大的影响,所占比例分别高达91.80%、91.80%与81.60%、81.30%。

表5-7　组织推动因素对不同级别医院新技术引进的影响

比较项	医院级别	影响非常低/人(%)	影响比较低/人(%)	一般/人(%)	影响比较高/人(%)	影响非常高/人(%)	χ^2
医院临床专家推荐	二级医院	0(0.00)	0(0.00)	4(8.20)	20(40.80)	25(51.00)	7.13
	三级医院	1(2.10)	2(4.20)	4(8.30)	20(40.80)	25(51.00)	
行业协会推荐	二级医院	0(0.00)	1(2.00)	6(12.20)	18(36.70)	22(44.90)	2.35
	三级医院	1(2.10)	2(4.20)	4(8.30)	21(43.80)	18(37.50)	

在人力资源因素方面,不同级别医院新技术引进影响因素的差异性分析如表5-8所示。绝大部分的二级与三级医院管理者均认为新技术引进对职

工满意度的影响对新技术引进的影响非常大,所占比例分别为 81.30%、81.30%;而在培养与引进相关技术人员的可能性方面,高达 86.00%的二级医院管理者与 77.00%的三级医院管理者认为该项因素的影响非常大。

表 5-8　相关人力资源配置因素对不同级别医院新技术引进的影响

比较项	医院级别	影响非常低/人(%)	影响比较低/人(%)	一般/人(%)	影响比较高/人(%)	影响非常高/人(%)	χ^2
对职工满意度的影响	二级医院	1(2.10)	2(4.20)	3(6.30)	21(43.80)	18(37.50)	2.20
	三级医院	1(2.10)	2(4.20)	4(8.30)	15(31.30)	24(50.00)	
引进相关技术人员的可能性	二级医院	0(0.00)	1(2.10)	2(4.00)	21(42.00)	22(44.00)	4.22
	三级医院	1(2.10)	1(2.00)	5(10.40)	13(27.10)	24(50.00)	

在技术因素方面,不同级别医院在新技术引进影响因素的差异性分析如表 5-9 所示。绝大部分的二级与三级医院管理者均认为新技术是否具有创新性对医院新技术的引进影响程度相对较高;新技术的技术效果也是二级与三级医院管理者认为在新技术引进过程中考虑的主要因素,分别高达 87.70%和 65.30%;以及技术的相对优势也是二级与三级医院管理者考虑的主要因素,分别高达 65.30%和 79.60%;除此之外,对于技术的相关研究证据方面,技术治疗效果的证据的充分性,以及研究证据的强度也是二级与三级医院管理者认为在新技术引进过程中考虑的主要因素。

表 5-9　相关技术因素对不同级别医院新技术引进的影响

比较项	医院级别	影响非常低/人(%)	影响比较低/人(%)	一般/人(%)	影响比较高/人(%)	影响非常高/人(%)	χ^2
技术创新性	二级医院	2(4.00)	4(8.00)	15(30.00)	24(48.00)	5(10.00)	2.56
	三级医院	1(2.10)	1(2.10)	13(27.10)	26(54.20)	7(14.60)	
技术效果	二级医院	0(0.00)	0(0.00)	5(10.40)	35(72.90)	8(16.70)	0.69
	三级医院	0(0.00)	0(0.00)	6(12.20)	32(65.30)	11(22.40)	
技术相对优势	二级医院	0(0.00)	0(0.00)	17(34.70)	26(53.10)	6(12.20)	2.70
	三级医院	0(0.00)	0(0.00)	10(20.40)	30(61.20)	9(18.40)	
治疗效果证据的充分性	二级医院	0(0.00)	2(4.20)	20(40.00)	24(48.00)	4(8.00)	6.50
	三级医院	2(4.20)	2(4.20)	11(22.90)	24(50.00)	9(18.80)	
研究证据强度	二级医院	0(0.00)	2(4.00)	19(38.00)	20(40.00)	9(18.00)	4.49
	三级医院	2(4.20)	1(2.10)	12(25.00)	25(52.10)	8(16.70)	

（四）医院管理者视角下医学新技术临床应用面临的机遇与挑战分析

本研究对新技术临床应用面临的机遇与挑战的分析如表 5-10 所示。就新技术面临的挑战来讲，管理者视角下医学新技术临床应用面临的挑战排名前 3 位的分别是医疗费用上涨、行政管理审批严格及科技创新力度不足，所占比例分别为 23.80%、21.80% 和 15.80%。而在管理者视角下，新技术引进面临的机遇排名前 3 位的分别是患者需求上涨（22.50%）、医学新技术相关投入增加（20.60%）及医务人员接纳新技术的意愿较强（15.70%）。

表 5-10　医院管理者视角下新技术临床应用面临的挑战与机遇分布[单位：人(%)]

挑　战	频率	机　遇	频率
医疗费用上涨	24(23.80)	医学新技术的相关投入增加	21(20.60)
行政管理审批严格	22(21.80)	行政管理审批更简单	11(10.80)
患者需求不足	13(12.90)	患者需求上涨	23(22.50)
循证据据不足	14(13.90)	循证医学迅速发展	9(8.80)
医务人员接纳意愿不强	7(6.90)	医务人员接纳意愿强	16(15.70)
医药企业推动力较弱	3(3.00)	医药企业推动力较强	5(4.90)
科技创新力不足	16(15.80)	科技创新力增强	16(15.70)
其他	2(2.00)	其他	1(1.00)
合计	101(100.00)	合计	102(100.00)

管理者对新技术临床应用的主要推动者及受益者的评价分析如表 5-11 所示。对新技术的主要推动者来讲，管理者视角下医学新技术临床应用的主要推动者根据重要性打分排名分别是医院层面的管理者、有名望的医师、卫生行政部门及医药生产企业。而在管理者视角下，新技术引进的主要受益者根据重要性打分排名分别是患者、行业协会/学会、医药生产企业及医师。

表 5-11　医院管理人员对新技术推动者的重要性打分

利益相关人员	推动者重要性打分	受益者重要性打分
医药生产企业	58	107
医药流通企业	23	45
医院层面的管理者	165	40
有名望的医师	151	104
医疗保险管理部门	26	3

（续表）

利益相关人员	推动者重要性打分	受益者重要性打分
食品药品监督管理部门	8	0
卫生行政部门	85	15
行业协会/学会	49	256
患者	40	330
辅助产品的生产企业	1	7

(五) 医学新技术引进过程中的医院支持

新技术引进过程中的医院支持情况主要体现在对使用新技术的培训方面,研究分析如表 5 - 12 所示。总体来讲,71.00％的医师接受过医院关于新技术的培训。就普通的医学新技术而言,76.20％的医师认为医院提供了相应的培训机会,心内科 73.50％的医师接受过本医院提供的药物涂层支架的相关培训,均高于总体接受培训的比例。而对妇产科医师而言,53.70％的妇产科医师在本医院接受过关于高通量基因测序产前筛查的相关培训,低于总体的培训比例。

表 5‑12　医院对于新技术使用的相关培训情况[单位:人(％)]

分类	未接受过培训	接受过培训
药物涂层支架	18(26.50)	50(73.50)
高通量基因测序	57(46.30)	66(53.70)
通用新技术	88(23.80)	283(76.20)
总体情况	163(29.00)	399(71.00)

在培训的组织者方面,对通用的新技术来说,排名前 3 的依次是所在科室(52.50％)、所在医院(49.70％)以及行业协会/学会(42.90％);医师视角下药物涂层支架排名前三的培训组织依次是行业协会/学会(62.70％)、所在科室(43.10％)及药物涂层支架的生产厂商(41.2％);而就高通量基因测序技术来讲,医师视角下高通量基因测序排名前三的培训组织依次是所在科室(40.30％)、所在医院(34.30％)及行业协会/学会(32.80％)。对于政府作用的合理性,20％的医院管理人员认为在新技术的引进过程中,政府职能存在一定的不合理性。

在医师对新技术培训频率的感知方面,总体来讲,45.90%的临床医师认为新技术的培训比例较低;通用技术方面认为培训比例较低的占28.30%,略低于总体感知培训频率较低的比例;心内科医师认为培训比例较低的占46.30%,妇产科医师认为培训比例较低的占54.00%,均高于总体感知培训频率较低的比例(表5-13)。

表5-13　新技术的培训频率[单位:人(%)]

分类	非常低	比较低	一般	比较高	非常高
药物涂层支架	25(36.20)	7(10.10)	21(30.40)	13(18.80)	3(4.30)
高通量基因测序	36(28.60)	32(25.40)	51(40.50)	7(5.60)	0(0.00)
通用新技术	20(5.10)	91(23.20)	229(58.40)	50(12.80)	2(0.50)
总体情况	81(13.80)	130(22.10)	301(51.30)	70(11.90)	5(0.90)

(六) 医院组织社会网络分析

1. 样本医院组织社会网络　研究对11家医院的相关组织进行了整体社会网络的分析,具体如表5-14所示。通过对11个社会网络的分析发现,11家医院的网络规模大部分均为3~5个组织,仅有"医院4"与"医院5"的网络规模仅为2(2个组织);就网络密度而言,网络密度最高的为1,最低的为0;就中心性的3个评价指标而言,医院编号为1、2、3、6、8、9、10的程度中心性均为1,表明上述医院在所在的组织社会网络中处于非常重要的地位,对于新技术的使用起非常重要的作用;而亲近中心性较高的医院为"医院5"与"医院11",表明所在网络在新技术的转化应用中起非常重要的作用;就中介中心性而言,研究衡量了组织/个人作为媒介的能力,"医院10"的中介中心性为100,表明"医院10"在所在组织中处于关键的地位,在新技术的传播扩散中起非常重要的作用。

表5-14　样本医院社会网络相关指标分析

医院编号	网络规模/个	网络密度	程度中心性	亲近中心性	中介中心性
医院1	4	1.00	1	5	2.5
医院2	3	1.00	1	3	0
医院3	5	0.50	1	5	26.67
医院4	2	1.00	0.4	7	70

（续表）

医院编号	网络规模/个	网络密度	程度中心性	亲近中心性	中介中心性
医院 5	2	0	0.5	12	16.67
医院 6	5	0.40	1	5	45
医院 7	4	0.67	0.8	6	40
医院 8	3	0.67	1	5	65
医院 9	5	1.00	1	5	0
医院 10	4	0	1	4	100
医院 11	4	0	0.8	10	60

2. 其他组织社会网络分析　　通过对医院的组织社会网络分析,本研究发现医院层面的 5 个主要的与新技术相关的组织:行政主管部门、行业协会/学会、医药企业、卫生监督部门、人力资源和社会保障部门。通过对应答的 11 家医院的分析发现,行政主管部门与行业协会/学会被提到的频率最高,11 家医院中有 9 家提到上述两个组织。除此之外,7 家医院在新技术的引进过程中与医药企业及人力资源和社会保障部门相关联,6 家医院与卫生监督部门相关联。除此之外,分别有 4 家医院与食品与药品监督管理部门、财政部门相关联,3 家医院在新技术的引进过程中与物价部门相关联(表 5 - 15)。

表 5 - 15　医院组织社会网络关联的相关组织分析

组织类型	提到与各组织相关联的医院数量
行政主管	9
行业学会/协会	9
医药企业	7
卫生监督部门	6
人力资源和社会保障部门	7
食品与药品监督管理部门	4
财政部门	4
物价部门	3

通过定量分析结合定性访谈研究发现,医药企业及行业学会/协会在新技术的转化应用过程中起非常重要的作用。所以,本研究在社会网络分析中单

独对医药企业及行业学会/协会的社会网络进行分析,具体如表 5-16 所示。分析发现就医药企业而言,11 家医院中有 6 家医院提到了医药企业,与医药企业存在交互行为的相互组织最多的为 5 个组织,而医药企业的中介中心性均为 0;就行业学会/协会而言,与其关联的医院高达 9 家,而与行业学会/协会存在交互关系的相关组织最多的高达 5 家,中介中心性最高的为"医院 4"相关联的行业学会/协会,其中介中心性高达 60%,表明在该社会网络中,行业学会/协会在新技术的传播中处于非常关键的信息传递地位。

表 5-16　医药企业与行业学会/协会的社会网络关系分析

医院社会网络	医药企业			行业学会/协会		
	是否关联	网络连接数量	中介中心性	是否关联	网络连接数量	中介中心性
医院 1 社会网络	是	4	0	是	5	2.50
医院 2 社会网络	否	—	—	否	—	—
医院 3 社会网络	否	—	—	是	3	3.33
医院 4 社会网络	是	2	0	是	3	60.00
医院 5 社会网络	否	—	—	否	—	—
医院 6 社会网络	是	2	0	是	3	5.00
医院 7 社会网络	否	—	—	是	3	0
医院 8 社会网络	否	—	—	是	2	0
医院 9 社会网络	是	5	0	是	5	0
医院 10 社会网络	是	1	0	是	1	0
医院 11 社会网络	是	0	0	是	1	0

3. 不同关系类型与关系水平的组织影响　研究发现,在新技术转化及临床应用过程中,新技术相关的组织主要涉及行政主管部门、行业协会/学会、医药企业、卫生监督部门、人力资源和社会保障部门、食品与药品监督管理部门、财政部门及物价部门。研究对不同类型组织对医院新技术引进的影响进行了差异性分析(表 5-17)。在建立合作关系时间长短方面,不同类型组织之间的差异无统计学意义($P>0.05$);而在组织间互动频率方面,不同类型的组织之间具有临界的差异性($P=0.08$);就新技术临床应用方面,不同类型组织在新技术应用的重要性方面并无差异($P>0.05$),而在新技术应用的成效上,不同类型组织之间具有差异($P=0.02$),在新技术的应用成效上,对医院影响最大

的还是行业协会(均分 3.44)与医药企业(均分 3.29)。

表 5 – 17　不同类型相关组织在医院新技术引入过程的差异性分析 ($\overline{X} \pm S$)

组织类型	建立合作关系时间长短	组织间的互动频率	对新技术应用的重要性	对新技术应用的成效
行政主管	2.44(1.42)	2.89(1.36)	3.11(1.05)	2.67(0.87)
食品与药品监督管理部门	3.25(0.96)	3.00(1.41)	2.25(1.26)	2.25(1.26)
人力资源和社会保障部门	3.43(1.13)	3.29(1.11)	2.14(1.21)	2.43(1.27)
行业学会/协会	3.67(0.71)	3.22(0.97)	3.33(0.87)	3.44(1.01)
医药企业	3.43(0.79)	2.71(0.95)	3.00(1.15)	3.29(0.49)
卫生监督部门	3.00(1.26)	2.83(1.47)	2.83(1.17)	2.33(1.63)
财政部门	2.75(1.89)	1.25(1.26)	2.50(1.29)	1.00(0.00)
物价部门	2.67(1.53)	1.33(0.58)	3.00(1.00)	1.67(2.08)
F 检验	0.957	1.986	0.973	2.666
P 值	0.475	0.081	0.463	0.023

　　社会网络相关评价指标与新技术应用重要性的相关性分析如表 5 – 18 所示。分析发现交互组织在社会网络中的规模越大,对新技术的应用的影响越大($P < 0.01$),交互组织在社会网络中的网络密度越大,对新技术的应用的影响越大($P < 0.05$),而中介中心性与新技术应用的重要性并不相关。

表 5 – 18　社会网络相关评价指标与新技术应用重要性的相关性分析

比较项	对新技术应用的重要性	网络规模	网络密度	中介中心性
对新技术应用的重要性	1.00			
网络规模	0.45**	1.00		
网络密度	0.38*	0.08	1.00	
中介中心性	− 0.10	0.20	− 0.48**	1.00

　　* $P < 0.05$, ** $P < 0.01$, *** $P < 0.001$。

　　社会网络相关评价指标与组织合作时间长短的相关性分析如表 5 – 19 所示。分析发现交互组织在社会网络中的规模、网络密度及组织的中介中心性与建立合作的时间长短之间并无相关关系($P > 0.05$)。

表 5 - 19 社会网络相关评价指标与组织合作时间长短的相关性分析

比较项	建立合作关系的时间长短	网络规模	网络密度	中介中心性
建立合作关系时间长短	1.00			
网络规模	0.05	1.00		
网络密度	0.13	0.08	1.00	
中介中心性	−0.06	0.20	−0.48**	1.00

** $P<0.01$。

社会网络相关评价指标与组织间互动频率的相关性分析如表 5 - 20 所示。分析发现交互组织在社会网络中的规模、网络密度及组织的中介中心性与组织间互动频率之间并无相关关系($P>0.05$)。

表 5 - 20 社会网络相关评价指标与组织间互动频率的相关性分析

比较项	组织间的互动频率	网络规模	网络密度	中介中心性
组织间的互动频率	1.00			
网络规模	−0.04	1.00		
网络密度	−0.04	0.08	1.00	
中介中心性	0.03	0.20	−0.48**	1.00

** $P<0.01$。

社会网络相关评价指标与新技术应用成效之间的相关性分析如表 5 - 21 所示。分析发现交互组织在社会网络中的规模、网络密度及组织的中介中心性与新技术应用成效的影响之间并无相关关系($P>0.05$)。

表 5 - 21 社会网络相关评价指标与新技术应用成效的相关性分析

比较项	对新技术应用的成效	网络规模	网络密度	中介中心性
对新技术应用的成效	1.00			
网络规模	0.09	1.00		
网络密度	0.07	0.08	1.00	
中介中心性	−0.08	0.20	−0.48**	1.00

** $P<0.01$。

(七) 医院层面的医学新技术转化应用相关影响因素分析

1. 医院管理者的认知、态度对医院新技术使用行为的影响 医院管理者的认知、态度与医院对于新技术的使用行为影响的相关性分析如表 5 - 22 所示。分析显示,管理者对新技术的态度越支持,医院新技术的使用频率越高($P<0.01$);新技术对医院运行效率的提升越大,医院新技术的使用频率越高($P<0.01$);新技术促进医院发展的幅度越大,医院新技术的使用频率越高($P<0.01$)。

表 5 - 22   医院对于新技术的使用频率与管理者认知、态度的相关性分析

比较项	医院新技术 使用频率	医院管理者 的态度	医院运行 效率影响	医院发展
医院新技术使用频率	1.00			
医院管理者的态度	0.13**	1.00		
医院运行效益影响	0.28**	0.08	1.00	
医院发展	0.35**	0.45**	0.04	1.00

** $P<0.01$。

2. 新技术引进相关因素对医院新技术使用行为的影响   医院其他相关因素与医院对于新技术的使用行为影响的相关性分析如表 5 - 23 所示。分析显示,医学技术的创新性、医学新技术可能涉及的患者规模、解决未被满足的重要医疗需要的能力、与已有类似技术相比的优势、诊断或治疗效果的改善程度、被医疗保险(部分)报销的可能性、未来 3~5 年内的投资回报、专家推荐、对本院已有技术科室与人员满意度的影响及技术治疗效果相关研究证据的充分性与医院新技术的使用频率呈正相关($P<0.01$);医学新技术对提高医院品牌知名度的作用、培养与引进相关技术人员的可能性与新技术的使用频率呈正相关($P<0.01$);医学新技术对减轻疾病负担的影响、行业协会推荐、符合本院重点学科建设与发展的需要、满足政策要求与新技术的使用频率之间无相关关系($P>0.05$)。

表 5 - 23   医院对于新技术的使用频率与其他因素的相关性分析

比较项	相关性	比较项	相关性
医学技术的创新性	0.35**	未来 3~5 年内的投资回报	0.17**
新技术对提高医院品牌的作用	0.48**	专家推荐	0.23**
新技术可能涉及的患者规模	0.19**	行业协会推荐	0.07
解决未被满足医疗需要的能力	0.27**	符合本院重点学科建设	0.07
新技术对减轻疾病负担的影响	-0.01	满足政策要求	-0.04

（续表）

比较项	相关性	比较项	相关性
与已有类似技术相比的优势	0.25**	对本院人员满意度的影响	0.22**
诊断或治疗效果的改善程度	0.12**	引进相关技术人员的可能性	-0.36**
被医疗保险（部分）报销可能性	0.68**	技术治疗效果相关研究证据的充分性	0.45**
短期内的不可替代性	-0.07	技术治疗效果相关研究证据的可靠性	-0.63**

** $P < 0.01$。

3. 医院支持行为对医院新技术使用行为的影响　　医院新技术的使用频率与医院提供的新技术支持培训之间的相关性统计如表 5 - 24 所示。医院对新技术的培训频率与新技术的使用频率之间并无相关关系（$P > 0.05$）。

表 5 - 24　医院对于新技术的使用频率与医院支持的相关性分析表

比较项	医院新技术使用频率	医院对于新技术的培训频率
医院新技术使用频率	1.00	
医院对于新技术的培训频率	0.04	1.00

* $P < 0.05$，** $P < 0.01$，*** $P < 0.001$。

4. 医院社会网络对医院新技术使用行为的影响　　医院对于新技术使用频率与医院组织社会网络之间的相关性分析如表 5 - 25 所示。组织社会网络的程度中心性与医院新技术的使用频率之间呈正相关关系，医院的组织社会网络的程度中心性越高，新技术的使用频率越高（$P < 0.01$），表明医院在组织交互作用中越处于中心位置，越具有重要地位，其对新技术的使用频率越高。

表 5 - 25　医院对于新技术的使用频率与组织社会网络的相关性分析

比较项	医院新技术使用频率	组织社会网络程度中心性	组织社会网络中介中心性
医院新技术使用频率	1.00		
组织社会网络程度中心性	0.22**	1.00	
组织社会网络中介中心性	-0.08	0.39**	1.00

** $P < 0.01$。

五、讨论

（一）医院管理者对于医院引进新技术的态度积极

在新技术引进医院的发起人方面，高达 69.60％的医院管理者认为医院引进新技术的主要发起人为临床医师，这与定性访谈的结果相一致。管理者对医院引进新技术的态度还是比较积极的，绝大部分医院管理人员（88.00％）认为新技术的引进促进了医院的发展，而占大部分比例的医院管理人员认为新技术的引进未能提升医院的收益。在影响因素分析时发现，管理者的态度、管理者所认知的新技术引进对医院发展的影响均存在正向的相关关系，表明医院管理者的态度对于医院新技术的引进起非常重要的作用。

（二）医院引入医学新技术的机遇与挑战

管理者视角下，医学新技术临床应用的主要挑战分别是医疗费用上涨、行政管理审批严格及科技创新力度不足。这与我们通过定性访谈得出的结果基本一致。目前来讲，应用新技术的患者花费相对较高，加上国家医保政策及其他政策对卫生费用的限制，无疑会为医院新技术的引进及使用带来一定的影响。除此之外，对于某些新型的技术尤其是大型医用设备，国家行政审批的烦琐程序与限制要求在一定程度上也会削弱医院对新技术的需求。因此，相关政府部门应合理设定监管流程，由"事后监管"逐步过渡为"事中与事后监管"。面临的机遇主要是患者需求上涨、医学新技术相关投入增加及医务人员接纳新技术的意愿增强。随着近年来电子信息渠道的丰富化与多样化，患者对治疗其所患疾病的新技术需求在增强。患者的需求在一定程度上也会影响医师对新技术的使用意愿。与此同时，定性研究也发现，目前许多医院为了鼓励医师创新，将新技术的使用与其考核挂钩。因此，医师的使用意愿还是相对较高。如何合理规范相关制度、完善新技术的合理使用规程，使医务人员可以根据患者病情合理使用新技术，同时完善对医务人员新技术使用行为监管措施，这些是目前相关监督管理部门应该重视的问题。

管理者视角下新技术临床应用的主要推动者分别是医院层面的管理者、有名望的医师、卫生行政部门及医药生产企业，而主要的受益者分别是患者、行业协会/学会、医药生产企业及医师。

（三）医院对医学新技术的相关支持

在医师视角下，医院对于新技术临床应用的相关支持主要是为临床医师提供相关培训。对于心内科医师接受的药物涂层支架的培训，大部分医师认为其接受过相关培训；同样，76.20％的其他临床科室医师接受过关于自己科室相关新技术的培训。对妇产科医师而言,接受过关于高通量基因测序技术培训的医师所占比例较低,培训的相关组织者为医药厂商、行业协会/学会及所在科室。通过相关性分析发现,临床医师接受的培训情况与医院对新技术的使用并无相关关系。究其原因,本研究认为新技术的培训一定程度上可以提升医师对该新技术的认知。一方面,医师通过培训对于某项技术非常了解,但是不一定具有使用意愿;另一方面,该新技术是否能被引入医院还需要通过一系列的程序与流程,还受到医院新技术引入流程等一系列因素的影响。

(四) 医院组织社会网络在新技术引进过程中的探究

近几年,学者在社会网络研究中不仅认识到社会网络会影响知识的传播与转化,还将研究内容扩散到具体的公共卫生和临床医学问题,如环境政策、控烟、新疫苗使用、医师临床决策等方面。但是目前大部分的研究还是针对个人网络,对于组织层面的研究相对较少,而对于医院这样一个特殊组织的研究则更少,主要是由于目前对于组织内部谁可以代表组织进行社会网络的回答存在一定的争议。社会网络研究属于社会学的分析范畴,目的是为探究在某些领域人与人或组织与组织之间的关联,而这些非理性因素的关联在一定程度上在某些领域却起到非常重要的作用,如政治学研究、企业研究等研究领域。近几年,关于社会网络的研究不仅认识到社会网络会影响知识的传播与转化,还将研究内容扩散到具体的公共卫生和临床医学问题,如环境政策、控烟、新疫苗使用、医师临床决策等。但是,目前大部分的研究主要的研究(即"行动者")还是个人,对于组织层面的研究还是相对较少,而对于医院这样一个特殊的组织的研究则更少,主要是由于目前对于组织内部谁可以代表组织进行社会网络的回答存在一定的争议。

本研究以 1984 年 Ronald Burt 提出的社会网络为调查工具。在新技术引进过程中,医务科负责主要的管理,而且医务科与其他临床科室的联系相对较多,因此,本研究邀请医务科主任作为代表来填写医院在新技术引进过程中的社会网络,请医院的医务科主任代表医院回忆医院在新技术引进过程中对其影响最大、交流最多的 5 个其他组织,并填写该 5 个组织与被调查医院的相关关系等问题。

根据医院对于组织社会网络的回答,在医院新技术引进过程中对医院影响相对较大的主要是政府部门,包括行政主管、卫生监督部门、人力资源和社会保障部门、食品与药品监督管理部门、财政部门及物价部门等政府部门。除此之外,还包括行业学会/协会、医药企业部门。

（五）其他组织社会网络对新技术引进的影响

大部分被调查医院对于社会网络的定量调查存在一定的抵触心理，保守汇报了与其他组织的互动水平。因此，本研究的结果一定程度上低估了社会网络在新技术使用过程中的影响。研究发现不同类型组织（行政主管、卫生监督部门、人力资源和社会保障部门、食品与药品监督管理部门、财政部门、物价部门、行业学会/协会、医药企业部门）在医院对于新技术应用成效的影响之间存在差异性。对新技术的应用成效影响最大的分别是行业学会/协会及医药企业。此外，该组织的网络规模、网络密度与医院新技术应用的重要性之间存在正向关系，表明与医院相关联的组织在所处网络中的规模越大、密度越大，则表明其越处于中心位置，对于新技术引进的影响越大；医院在网络中的程度中心性越高，则其对新技术的引进频率越高。根据社会网络的相关理论介绍，程度中心性经常用来衡量谁会在团体中作为最主要的中心人或组织。这样的人或组织在组织中最具有权威。具体到本研究就是在新技术的使用过程中处于主导地位的相关组织，拥有最高程度中心性的组织在组织社会网络中也处于最重要的位置。这样的医院一般在相关行业内学科处于领先地位，属于具有行业引领作用的一些医院。这与社会网络在卫生相关领域的研究结果基本一致。

（六）医药企业及行业协会/学会在新技术的医院接纳过程中起非常重要的作用

通过对医药企业及行业协会在社会网络中的角色与地位分析发现，11家医院中有6家医院提到了医药企业。与医药企业存在交互行为的相关组织最多的为5个组织，而医药企业的中介中心性均为0；就行业学会/协会来讲，与其关联的医院高达9家，而与行业学会/协会存在交互关系的相关组织最多的高达5家。中介中心性最高的为"医院4"相关联的行业学会/协会。其中介中心性高达60％，表明在该社会网络中，行业学会/协会在新技术的传播中处于非常关键的信息传递的地位，而这与定性访谈的结论也基本一致。

第六章

临床医师层面的医学新技术转化应用因素分析

一、研究目的

本章通过对心内科、妇产科科室及其他临床科室医师的定量调查,从医师对医学新技术的认知、态度、使用意愿及使用情况,医学新技术转化应用的外部推动因素(患者、同事、医药企业及行业协会/学会),医师受益及新技术临床应用的社会网络进行系统分析临床医师层面的新技术引进过程中的相关因素,为后续模型构建提供研究依据。

二、研究内容

(1) 分析并描述临床医师对医学新技术的认知、态度和使用意愿。

(2) 分析并描述医师对新技术的使用情况。

(3) 从患者参与、同事交流、医药企业推动和行业协会/学会推动几个方面系统分析医学新技术转化应用的利益相关因素。

(4) 分析并描述医师新技术使用后的受益。

(5) 描述医师的社会网络,并进行不同人口学信息的差异性分析,在此基础上进行社会网络特征与新技术应用的关联性分析。

(6) 系统分析临床医师层面影响医学新技术转化应用的相关因素,为后续模型的构建提供研究依据。

三、研究方法

(一) 资料收集方法

本研究自 2016 年 6 月至 2016 年 9 月对样本医院的医师开展调查。调查过程中,所有被调查患者均被要求完成课题组设计的调查问卷,课题组调查人员给予现场的填写指导,并在 24 小时之内收集调查问卷。

(二) 调查工具

1. 新技术的接纳行为   本研究所涉及的新技术是指医院在 1～2 年之内新引入的医疗设备、医疗器械、药品及手术方式等。如果医师使用过新技术,则选择"曾经使用过的新技术";如果没有使用过新技术,则选择"未使用过的新技术"。对于药物涂层支架,开展过该项支架介入治疗手术则为"使用过该技术",反之亦然;对于高通量基因测序技术,如果样本医师曾经处方过该项技术进行产前筛查,则为"使用过",反之亦然。

2. 医师在医患共同决策中的角色   对于医师在医患共同决策中的角色问题,本研究运用 Bruera 等开发的测评问卷,要求医师从以下 7 个选项中选择:1 = 患者自己决策;2 = 听取医师意见后患者自己决定;3 = 患者与医师一起做出决策;4 = 医师在听取患者意见后做出决策;5 = 医师自己做出决策;6 = 并不清楚;7 = 不予回答。选择 1 与 2 的属于积极参与;选择 3 的为共同参与决策;选择 4 与 5 的为消极参与决策。

3. 医师社会网络调查   社会网络调查表用于调查医院和其他相关组织在医学新技术转化与临床应用过程中存在的一些相互的交互行为情况。调查表的设计基于 Ronald Burt 于 1984 年提出的社会网络调查工具,并借鉴了罗家德本土化的改良。调查内容主要包括:请样本医师回忆其在新技术使用过程中对其影响最大、交流最多的 5 个人,并填写该 5 个人的关系类型、社会背景、认识久暂、互动频率、亲密行为及亲密话题,对这 5 个人与被调查样本医师共 6 个人之间的相互关系进行分析。

(三) 资料分析方法

1. 描述性分析   对患者的认知态度,使用意愿,使用行为及患者对技术使用后的感知,医师对医学新技术的认知、态度、使用意愿及使用情况,医学新技术转化应用的外部推动因素(患者、同事、医药企业及行业协会/学会),医师收益回报进行现状描述。

2. 相关性分析、多因素分析   为系统分析医师视角下影响新技术转化应用的相关因素,研究通过相关性分析、Logistic 回归分析医师最终选择与否的相关因素。

3. 社会网络分析   研究采用 Ucinet 软件对医师个人中心社会网络进行分析。研究从 3 个方面对医院的组织社会网络进行分析。首先是样本医师在每一个小的组织社会网络中的网络基本情况、中心性分析、网络密度分析,探究在不同级别医院、有不同人口学特征的样本医师在社会网络中如何受其他人员的影响。其次,本研究以每人的中心网作为研究对象,分析每一个网络中其他人员的社会网络基本信息(网络基本情况、中心性分析及网络密度),并进行不同关系类型、社会背景、认识久暂、互动频率、亲密行为及亲密话题的网络基本情况、中心性分析、网络密度指标的差异性分析。最后,本研究以每个样本医师的网络中心性指标、网络密度指标作为自变量,以医师对于新技术的使用作为因变量,探究医院的组织社会网络对其新技术引进的影响。

四、研究结果

(一)样本医师人口学特征

样本医师基本信息统计如表 6-1、6-2 所示。本研究共调查心内科医师 158 人,妇产科医师 177 人,其他科室医师 577 人。108(68.40%)名心内科医师,25(14.10%)名妇产科医师和 382(66.20%)名其他临床科室医师为男性;3 个组的平均年龄分别为 36 岁、34 岁和 34 岁;硕士及以上学历的医师所占比例分别占 49.40%、22.60% 和 42.10%;有 38(24.10%)名心内科医师、30(17.00%)名妇产科医师及 87(15.20%)名其他临床科室医师为高级职称;平均工作年限分别为 11 年、11 年和 9 年,在调查医院的平均工作年限分别为 9 年、9 年及 8 年。另外,分析显示,在心内科、妇产科及其他临床科室中,分别有 15.70%、10.10% 和 14.10% 的样本医师在行业学会/协会任职。

表 6-1　样本医师基本信息[单位:人(%)]

比较项	类别	心内科医师	妇产科医师	通用问卷医师
性别	男	108(68.40)	25(14.10)	382(66.20)
	女	50(31.60)	152(85.90)	195(33.80)
在行业协会/学会任职	否	129(84.30)	152(89.90)	481(85.90)
	是	24(15.70)	17(10.10)	79(14.10)
婚姻状况	未婚	20(12.70)	51(28.80)	118(20.50)
	已婚	138(87.30)	122(68.90)	450(78.10)
	离婚	0(0.00)	3(1.70)	7(1.20)
	丧偶	0(0.00)	1(0.60)	1(0.20)
最高学历	初中及以下	0(0.00)	0(0.00)	1(0.20)
	中专(高中)	0(0.00)	1(0.60)	1(0.20)
	大专	7(4.40)	8(4.50)	18(3.10)
	本科	73(46.20)	128(72.30)	312(54.50)

比较项	类别	心内科医师	妇产科医师	通用问卷医师
职称	硕士	55(34.80)	39(22.00)	213(37.20)
	博士	23(14.60)	1(0.60)	28(4.90)
	未定职称	5(3.20)	14(7.90)	28(4.90)
	初级	55(34.80)	71(40.10)	246(42.90)
	中级	60(38.00)	62(35.00)	212(37.00)
	副高	27(17.10)	27(15.30)	67(11.70)
	正高	11(7.00)	3(1.70)	20(3.50)

表 6-2　样本医师工作年限及年龄分布

比较项	类别	心内科医师	妇产科医师	通用问卷医师
工作年限（年）	平均值	11	11	9
	最大值	34	36	45
	最小值	1	1	1
本院工作年限(年)	平均值	9	9	8
	最大值	34	36	45
	最小值	1	1	1
年龄(岁)	平均值	36	34	34
	最大值	68	34	63
	最小值	21	22	21

（二）样本医师对于医学新技术的认知、态度及使用意愿

样本医师对于医学新技术的认知、态度及使用意愿如表 6-3 所示。在新技术的认知方面,总体来讲,41.60%的医师认为对新技术比较了解,44.6%心内科医师对药物涂层支架比较了解,高达 46.60%的其他临床科室医师对医学新技术也持相对了解的态度,而对于妇产科医师,有 50.00%的妇产科医师对高通量基因测序在妇产科的应用并不了解。

表 6-3　样本医师对于医学新技术的认知、态度及使用意愿[单位:人(%)]

比较项	选项	心内科医师	妇产科医师	通用问卷医师	总体情况
认知	非常不了解	12(7.60)	41(23.60)	8(1.40)	61(6.70)
	比较不了解	22(13.90)	46(26.40)	38(6.60)	106(11.70)
	一般	55(34.80)	47(27.00)	262(45.40)	364(40.00)

（续表）

比较项	选项	心内科医师	妇产科医师	通用问卷医师	总体情况
	比较了解	47(29.70)	37(21.30)	235(40.70)	319(35.10)
	非常了解	22(13.90)	3(1.70)	34(5.90)	59(6.50)
态度	非常不支持	0(0.00)	8(4.80)	1(0.20)	9(1.00)
	比较不支持	9(5.70)	6(3.60)	20(3.50)	35(3.90)
	一般	44(27.80)	63(37.70)	96(16.70)	203(22.60)
	比较支持	68(43.30)	74(44.30)	312(54.40)	454(50.50)
	非常支持	37(23.40)	16(9.60)	145(25.30)	198(22.00)
使用	非常不愿意	1(0.60)	3(1.80)	1(0.20)	5(0.60)
意愿	比较不愿意	6(3.90)	10(5.90)	19(3.40)	35(4.00)
	一般	35(22.60)	60(35.50)	90(16.10)	185(20.90)
	比较愿意	75(48.40)	65(38.50)	321(57.30)	461(52.10)
	非常愿意	38(24.50)	31(18.30)	129(23.00)	198(22.40)

　　在态度方面,总体来讲,72.50%的医师对新技术持支持态度。样本心内科医师、妇产科医师及其他科室的医师对新技术的使用还是持支持的态度,持支持的比例分别为66.40%、53.90%和79.70%。在使用意愿方面,总体来讲,74.50%的医师愿意使用新技术,72.90%的心内科医师愿意使用药物涂层支架,56.80%的妇产科医师愿意使用高通量基因测序技术开展产前筛查,80.30%的其他临床科室医师愿意在工作中使用新技术为患者进行疾病的诊断及治疗。

　　样本医师对于目前我国新技术使用情况的评价如表6-4所示。总体来讲,绝大部分比例(35.90%)的医师认为医学新技术应用不足,仍需要加强;绝大部分(39.90%)心内科医师认为目前对药物涂层支架技术的使用基本满足需求,有35.30%的心内科医师认为支架的使用相对较多但比较充分,认为支架使用过度的仅占5.90%;对于妇产科医师而言,30.80%的妇产科医师认为目前高通量基因测序技术的应用不足,需要加强,32.50%的妇产科医师认为高通量基因测序技术基本能满足需求;而对于其他临床科室的医师,43.30%的临床医师认为目前在自己的工作中新技术的使用不足,另外有28.20%的临床医师认为新技术基本满足需求。

表6-4　样本医师对于目前我国新技术使用情况的评价[单位:人(%)]

样本医师	使用过度	相对较多但充分	基本满足需求	应用不足,需加强	远远不能满足需求
心内科医师	9(5.90)	54(35.30)	61(39.90)	23(15.00)	6(3.90)
妇产科医师	26(15.40)	29(17.20)	55(32.50)	52(30.80)	7(4.10)
通用问卷医师	50(9.00)	68(12.20)	157(28.20)	241(43.30)	41(7.40)
总体情况	85(9.70)	151(17.20)	273(31.10)	316(35.90)	54(6.10)

(三) 样本医师对于新技术的使用情况

样本医师对于新技术使用情况的统计如表6-5所示。总体来讲,54.10%的临床医师使用过新技术;41.90%的心内科医师使用过药物涂层支架,平均使用年限为7.56年;57.50%的妇产科医师使用过高通量基因测序技术,平均使用年限为1.53年;而对于其他临床科室的医师,56.00%的临床医师认为在自己的工作中使用过新技术。

表6-5　样本医师新技术使用情况

比较项	未使用过新技术/人(%)	使用过新技术/人(%)	使用年限/年
药物涂层支架	90(58.10)	65(41.90)	7.56±4.59
高通量基因测序	71(42.50)	96(57.50)	1.53±2.06
通用新技术	250(44.00)	318(56.00)	—
总体情况	407(45.90)	479(54.10)	—

样本医师新技术的使用频率统计如表6-6所示。高达67.20%的心内科医师认为其对药物涂层支架的使用频率比较高,而绝大部分(47.60%)的妇产科医师认为其对高通量基因测序技术的使用频率较低,对于其他科室的临床医师,绝大部分(48.50%)的临床医师认为其对于新技术的使用频率一般。

表6-6　样本医师新技术的使用频率[单位:人(%)]

比较项	非常低	比较低	一般	比较高	非常高
药物涂层支架	5(7.80)	5(7.80)	11(17.20)	14(21.90)	29(45.30)
高通量基因测序	30(23.80)	30(23.80)	56(44.40)	10(7.90)	0(0.00)
通用新技术	58(14.30)	101(24.90)	197(48.50)	49(12.10)	1(0.20)
总体情况	93(15.60)	136(22.80)	264(44.30)	73(12.20)	30(5.00)

（四）医师视角下医学新技术使用过程中的外部相关因素分析

医师视角下新技术临床应用利益相关者的推动力分析如表 6-7 所示。对于药物涂层支架技术而言，利益相关者的推动力打分排名前三的分别是行业协会/学会、有名望的医师、医药生产企业；而对于高通量基因测序技术，妇产科医师对利益相关人员推动力重要性打分排名前三的分别是基因检测公司、医院层面的管理者及卫生行政部门；就其他新技术而言，其他临床科室对于新技术临床应用推动者重要性排序靠前的分别是医院层面的管理者、有名望的医师及卫生行政部门及行业协会。下述分析将从患者、同事、行业协会/学会及医药企业几个方面对新技术使用的外部因素进行分析。

表 6-7　医师视角下新技术临床应用的推动者的重要性打分

新技术使用的推动者	药物涂层支架/分	高通量基因测序/分	通用新技术/分
医药生产企业/基因检测公司	45	141	295
医药流通企业	20	37	159
医院层面的管理者	21	126	586
有名望的医师	62	41	345
医疗保险管理部门	13	22	107
食品药品监督管理部门	9	16	62
卫生行政部门	17	75	295
行业协会/学会	80	56	264
患者	30	13	96
辅助产品的生产企业	0	0	17

1. 医师视角下医学新技术使用过程中的医患参与　医师视角下医学新技术使用过程中的医患沟通统计如表 6-8 所示。就患者向医师表达主观诉求的总体来讲，76.90% 的医师认为患者向其表达过主观诉求，绝大部分心内科医师、妇产科医师及其他科室的医师均认为在对患者的治疗过程中，患者表达过其主观诉求，所占比例分别为 76.50%、76.00% 和 77.30%；在医师向患者征求意见方面，总体来讲，87.30% 的患者认为其在新技术决策过程中向患者征求过意见，高达 89.40% 的心内科医师、92.60% 的妇产科医师及 85.30% 的其他临床科室医师均认为在新技术的使用过程中征求过患者的意见。

表6-8　医学新技术使用过程中的医患沟通[单位:人(%)]

比较项	技术类别	是	否
患者是否表达过其主观诉求	药物涂层支架	52(76.50)	16(23.50)
	高通量基因测序	95(76.00)	30(24.00)
	通用新技术	299(77.30)	88(22.70)
	总体情况	446(76.90)	134(23.10)
决策过程中是否征求过患者意见	药物涂层支架	59(89.40)	7(10.60)
	高通量基因测序	112(92.60)	9(7.40)
	通用新技术	330(85.30)	57(14.70)
	总体情况	501(87.30)	73(12.70)

　　新技术使用过程中的医患沟通相关内容分析如表6-9所示。总体来讲,医患沟通主要涉及技术的安全性(87.20%)、技术的治疗效果(85.20%)及技术的费用(81.40%);对于药物涂层支架而言,医患沟通的内容主要涉及技术的安全性(89.70%)、技术的相关费用(79.40%)及技术的治疗效果(70.60%);高通量基因测序技术医患沟通的相关内容主要涉及技术的相关费用(82.10%)、技术的安全性(81.30%)及技术的疗效(71.50%);而对于其他临床科室而言,医患沟通主要涉及技术的疗效(92.00%)、技术的安全性(88.70%)及技术的相关费用(81.50%)。在技术可能产生的损伤及后续治疗方面,医患沟通过程中相对涉及较少。

表6-9　新技术使用过程中的医患沟通相关内容分析[单位:人(%)]

医患沟通的相关内容	药物涂层支架	高通量基因测序	通用新技术	总体情况
技术的安全性、风险性	61(89.70)	100(81.30)	345(88.70)	506(87.20)
技术的治疗效果	48(70.60)	88(71.50)	358(92.00)	494(85.20)
使用该技术的相关花费	54(79.40)	101(82.10)	317(81.50)	472(81.40)
使用技术可能产生损伤	24(53.30)	63(51.20)	261(67.20)	348(62.50)
后续的治疗	35(51.50)	57(46.30)	227(58.40)	319(55.00)

　　临床医师视角下,新技术决策过程中患者诉求的合理性分析如表6-10所示。总体来讲,大部分医师认为患者的诉求一般;对于药物涂层支架的使用过程而言,40.30%的心内科医师认为患者的诉求并不合理;绝大部分(50.40%)的妇产科医师认为高通量基因测序技术使用过程中患者的诉求一般,此外,有高达44.70%的医师认为在高通量基因测序技术的使用过程中患

者的诉求比较合理;对于其他科室而言,52.40%的医师认为新技术使用过程中患者的诉求一般。

表6-10　新技术决策过程中患者诉求的合理性[单位:人(%)]

比较项	非常不合理	比较不合理	一般	比较合理	非常合理
药物涂层支架	5(7.50)	22(32.80)	30(44.80)	10(14.90)	0(0.00)
高通量基因测序	1(0.80)	5(4.10)	62(50.40)	55(44.70)	0(0.00)
通用新技术	3(0.80)	52(13.30)	205(52.40)	126(32.20)	5(1.30)
总体情况	9(1.50)	79(13.60)	297(51.10)	191(32.90)	5(0.90)

医师视角下新技术临床决策过程中的医患共同决策分析如表6-11所示。分析显示,在药物涂层支架、高通量基因测序技术及其他临床科室新技术的临床决策过程中,医师视角下目前的决策方式主要为"医患共同决策",其比例分别为35.80%、67.50%和57.90%。另外,还有部分医师认为目前的决策方式为"告知患者后,医师选择",其在三组调查中所占比例分别为22.40%、22.00%和33.40%。仅有较少的医师认为决策方式为"患者独自决策",而认为决策方式为"医师独自选择"的仍占一定的比例。

表6-11　医师视角下新技术临床决策过程中的医患共同决策[单位:人(%)]

决策模式	比较项	通用新技术	药物涂层支架	高通量基因测序	总体情况
积极决策	患者独自选择	1(0.30)	6(9.00)	0(0.00)	9(1.50)
	听取医师的建议后,患者选择	5(1.30)	16(23.90)	2(1.60)	79(13.60)
共同决策	医师与患者共同选择	227(57.90)	24(35.80)	83(67.50)	297(51.10)
消极决策	在告知患者后,医师选择	131(33.40)	15(22.40)	27(22.00)	191(32.90)
	医师独自选择	27(6.90)	6(9.00)	11(8.90)	5(0.90)
	不清楚	1(0.30)	0(0.00)	0(0.00)	1(0.30)

2. 临床医师同事之间的信息传播　样本医师使用新技术之前是否有医师已经使用了该技术的相关统计如表6-12所示。就心内科医师而言,73.80%的临床医师认为在其使用药物涂层支架之前已经有医师使用了该技术,18.50%的医师认为其在使用之前没有医师使用过该项技术;就

妇产科医师而言,47.60%的医师认为其在使用高通量基因测序技术之前已经有医师使用该项技术,13.70%的医师认为没有人使用该项技术;对其他临床科室医师而言,44.50%的临床医师认为在使用新技术之前已经有医师使用过该项技术,36.60%的医师认为在其使用之前并没有同事使用过该项技术。

表6-12　使用新技术之前是否有医师已经使用了该项新技术[单位:人(%)]

比较项	已有医师使用 过该技术	尚未有医师 使用过该技术	不清楚
药物涂层支架	48(73.80)	12(18.50)	5(7.70)
高通量基因测序	59(47.60)	17(13.70)	48(38.70)
通用新技术	170(44.50)	140(36.60)	72(18.80)
总体情况	277(48.50)	169(29.60)	125(21.70)

临床医师同事之间交流使用新技术频率的统计分析如表6-13所示。对于药物涂层支架,临床医师同事交流的频率相对较高,占61.00%;对于高通量基因测序技术,认为交流频率较低的占41.30%,认为交流频率一般的占43.70%;而对于其他临床科室的医师,绝大部分(54.90%)的医师认为同事之间的交流频率一般。

表6-13　同事交流使用新技术的频率[单位:人(%)]

比较项	非常低	比较低	一般	比较高	非常高
药物涂层支架	4(6.30)	3(4.70)	18(28.10)	19(29.70)	20(31.30)
高通量基因测序	23(18.30)	29(23.00)	55(43.70)	19(15.10)	0(0.00)
通用新技术	31(7.60)	69(17.00)	223(54.90)	80(19.70)	3(0.70)
总体情况	58(9.70)	101(16.90)	296(49.70)	118(19.80)	23(3.90)

3. 行业协会/学会的推动　临床医师视角下行业协会/学会在新技术使用过程中的作用分析如表6-14所示。在药物涂层支架的使用过程中,认为行业协会/学会推动作用比较大的占46.56%;高达46.90%的妇产科医师认为在高通量基因测序技术的使用过程中行业协会/学会的推动作用比较大;而在其他临床科室,认为行业协会/学会所起到的作用比较大的占57.30%。

表6-14　行业协会/学会在新技术的临床使用过程中的作用分析[单位:人(%)]

比较项	非常小	比较小	一般	比较大	非常大
药物涂层支架	14(24.14)	2(3.44)	15(25.86)	23(39.66)	4(6.90)
高通量基因测序	5(3.90)	15(11.70)	48(37.50)	55(43.00)	5(3.90)
通用新技术	9(2.30)	18(4.60)	139(35.70)	190(48.80)	33(8.50)
总体情况	28(4.80)	35(6.00)	202(34.60)	268(45.90)	42(7.20)

　　行业协会/学会影响新技术临床应用的行为分析如表6-15所示。在药物涂层支架技术的推广中,行业协会/学会的推动行为主要是制定行业指南(76.10%)、定期举办培训班(59.70%)及定期举办学术会议(59.70%);在高通量基因测序技术的使用过程中,行业协会/学会的推动行为主要是定期举办培训班(76.60%)、定期举办学术会议(65.60%)及制定行业指南(53.10%);对其他医学新技术来讲,在医师视角下,行业协会/学会的主要推动行为为定期举办学术会议(76.00%)、定期举办培训班(72.20%)及制定行业指南(64.40%)。

表6-15　行业协会/学会影响新技术的行为分析[单位:人(%)]

行业协会/学会推广行为	药物涂层支架的使用过程	高通量基因测序的使用过程	通用新技术的使用过程	总体情况
制定相关行业指南	51(76.10)	68(53.10)	250(64.40)	369(63.30)
定期举办培训班	40(59.70)	98(76.60)	280(72.20)	418(71.70)
定期举办学术会议	40(59.70)	84(65.60)	295(76.00)	419(71.90)
邀请早期开展新技术的权威医师讲授	25(55.60)	60(46.90)	238(61.30)	323(57.60)
邀请相关企业宣传	13(20.00)	53(41.40)	152(39.60)	218(37.80)

　　4. 医药企业的推动　在临床医师视角下其与医药企业相关人员交流的频率分析如表6-16所示。就药物涂层支架而言,51.60%的心内科医师认为与医药企业相关人员交流的频率比较高;49.20%的妇产科医师认为在高通量基因测序技术的使用过程中,其与基因检测机构的交流频率较低;至于其他新技术,绝大多数(51.10%)医师认为其与医药企业的交流频率一般。

表6-16 临床医师视角下与医药企业相关人员交流的频率[单位:人(%)]

比较项	非常低	比较低	一般	比较高	非常高
药物涂层支架	5(7.80)	8(12.50)	18(28.10)	17(26.60)	16(25.00)
高通量基因测序	31(24.60)	31(24.60)	61(48.40)	3(2.40)	0(0.00)
通用新技术	56(13.80)	97(24.00)	207(51.10)	43(10.60)	2(0.50)
总体情况	92(15.50)	136(22.90)	286(48.10)	63(10.60)	18(3.00)

就通用技术来讲,64.5%的医师认为医药企业的推动及宣传对其临床新技术的使用产生了一定程度的影响;而就药物涂层支架来讲,57.6%的医师认为医药企业的宣传作用一定程度上推动了药物涂层支架的临床应用;另外,对妇产科医师使用高通量基因测序而言,56.3%的医师认为企业的推动促进了高通量基因测序的临床应用。

医药企业在新技术使用过程中的宣传推广行为分析如表6-17所示。在支架的推广过程中,医药企业的主要推动行为为发表学术文章(64.20%)、为医师提供专业相关学习机会(32.80%)、赞助医院活动及学术会议(28.40%);在高通量基因测序技术的推广过程中,医药企业的主要推动行为为发表学术文章(64.60%)、提供专业学习机会(56.30%)及面对面的拜访(42.50%);在其他医学新技术的推广中,医药企业的主要推动行为为提供专业相关学习机会(63.60%)、发表学术文章(59.90%)及赞助医院活动或学术会议(42.90%)。

表6-17 医药企业宣传推广行为分析[单位:人(%)]

医药企业的宣传推广行为	通用新技术的使用过程	药物涂层支架的使用过程	高通量基因测序的使用过程	总体情况
学术文章发表	229(59.90)	43(64.20)	82(64.60)	354(61.50)
面对面的拜访	134(35.10)	17(25.40)	54(42.50)	205(35.60)
赞助医院学术会议	164(42.90)	19(28.40)	45(35.70)	228(39.70)
新媒体平台或网络推送宣传	83(21.70)	10(14.90)	47(37.30)	140(24.30)
提供专业学习机会	243(63.60)	22(32.80)	71(56.30)	336(58.40)
通过做好对行政管理部门或第三方支付方的工作	95(24.90)	7(10.40)	27(21.60)	129(22.50)
提高患者的主动需求	101(26.40)	6(13.30)	29(23.20)	136(24.60)
慈善促销活动	54(14.10)	0(0.00)	6(4.80)	60(10.50)

(五) 医学新技术的使用为临床医师带来的益处

医师使用药物涂层支架技术后感知到的益处如表 6 - 18 所示。63.90％的心内科医师认为药物涂层支架与自身的专业技能是相适应的,61.60％的医师认为药物涂层支架可在一定程度提升工作效率,35.40％的医师认为支架的使用可减轻工作的焦虑,仅有 21.90％的医师认为该技术的使用可为其带来收益,56.20％的医师认为该技术可提升其技术水平,51.60％的医师认为该项技术与其职业发展是相适应的,对于自身安全的影响,绝大部分(46.70％)的医师认为该技术的使用与自身安全不相关。

表6-18　医师使用药物涂层支架感知到的益处[单位:人(％)]

比较项	非常 不同意	比较 不同意	一般	比较 同意	非常 同意
与我的专业技能相适应	0(0.00)	0(0.00)	17(26.20)	31(47.70)	17(26.20)
可提升我的工作效率	0(0.00)	4(6.20)	21(32.30)	28(43.10)	12(18.50)
会减轻我的焦虑	3(4.60)	8(12.30)	31(47.70)	16(24.60)	7(10.80)
可为我带来一定的收益	12(18.80)	8(12.50)	30(46.90)	12(18.80)	2(3.10)
可以提升我的技术水平	1(1.60)	6(9.40)	23(35.90)	22(34.40)	12(18.80)
与我的职业发展相适应	1(1.60)	6(9.40)	24(37.50)	20(31.30)	13(20.30)
不会影响我个人安全	4(8.90)	5(11.10)	21(46.70)	9(20.00)	6(13.30)

医师使用高通量基因测序技术后感知到的益处如表 6 - 19 所示。47.60％的妇产科医师认为高通量基因测序与自身的专业技能是相适应的,48.40％的医师认为高通量基因测序与其工作效率关系不大,40.50％的认为该技术的使用并不能减轻工作的焦虑,50.90％的医师认为该技术的使用不能为其带来收益,43.60％的医师认为该技术可提升其技术水平,49.20％的医师认为该项技术与其职业发展是相适应的,对于自身安全的影响,绝大部分(41.90％)的医师认为该技术的使用与自身安全不相关。

表6-19　医师使用高通量基因测序技术感知到的益处[单位:人(％)]

比较项	非常 不同意	比较 不同意	一般	比较 同意	非常 同意
与我的专业技能相适应	1(0.80)	15(12.10)	49(39.50)	47(37.90)	12(9.70)
可提升我的工作效率	10(8.20)	22(18.00)	59(48.40)	29(23.80)	2(1.60)

（续表）

比较项	非常 不同意	比较 不同意	一般	比较 同意	非常 同意
会减轻我的焦虑	10(8.30)	39(32.20)	41(33.90)	30(24.80)	1(0.80)
可为我带来一定的收益	32(26.70)	29(24.20)	41(34.20)	15(12.50)	3(2.50)
可以提升我的技术水平	6(5.10)	20(17.10)	40(34.20)	49(41.90)	2(1.70)
与我的职业发展相适应	1(0.90)	16(13.80)	42(36.20)	54(46.60)	3(2.60)
不会影响我个人安全	5(4.30)	25(21.40)	49(41.90)	33(28.20)	5(4.30)

医师使用一般的新技术后感知到的益处如表 6‐20 所示。63.40% 的临床医师认为医学新技术与自身的专业技能是相适应的,62.50% 的医师认为医学新技术可在一定程度提升工作效率,52.50% 的医师认为新技术的使用与工作的焦虑无相关关系,仅 23.10% 的医师认为该技术的使用可为其带来收益,72.20% 的医师认为该技术可提升其技术水平,72.90% 的医师认为该项技术与其职业发展是相适应的,对于自身安全的影响,绝大部分(44.90%)的医师认为该技术的使用与自身安全不相关。

表 6‐20　医师使用新技术感知到的益处[单位:人(%)]

比较项	非常 不同意	比较 不同意	一般	比较 同意	非常 同意
与我的专业技能相适应	6(1.50)	20(5.20)	116(29.90)	189(48.70)	57(14.70)
可提升我的工作效率	4(1.00)	27(7.00)	114(29.50)	190(49.10)	52(13.40)
会减轻我的焦虑	14(3.70)	53(14.00)	199(52.50)	89(23.50)	24(6.30)
可为我带来一定的收益	36(9.40)	61(16.00)	196(51.40)	75(19.70)	13(3.40)
可以提升我的技术水平	1(0.30)	13(3.40)	94(24.20)	216(55.70)	64(16.50)
与我的职业发展相适应	3(0.80)	8(2.10)	95(24.40)	221(56.70)	63(16.20)
不会影响我个人安全	37(9.70)	76(19.80)	172(44.90)	75(19.60)	23(6.00)

(六) 医学新技术使用过程中医师社会网络的影响

研究共调查了 139 名临床医师。其中,心内科医师 34 名接受了对药物涂层支架技术使用过程中的医师社会网络调查,105 名其他科室临床医师接受了对新技术使用过程中的医师社会网络调查。

1. 社会背景分析　139 名样本医师的社会背景分析如表 6‐21～6‐23

所示。就心内科医师而言,34名医师就在其支架使用过程中对其产生影响的相关人员进行了描述,在其回忆的相关人员中,89(84.80%)人为男性;与被调查医师的关系类型方面,绝大部分(54.60%)为其同事,其次为师生(10.20%);63(58.30%)人为研究生学历;高级职称者占38.90%,71.30%的工作岗位为医师,绝大部分(58.30%)没有行政职务。据统计,心内科社会网络相关人员的平均年龄为41岁(41±12)。

就其他科室医师而言,105名医师就在其新技术使用过程中,对其产生影响的相关人员进行了描述。在其回忆的相关人员中,275(54.90%)人为男性;与被调查医师的关系类型方面,绝大部分(42.80%)为其同事,其次为好朋友(16.40%);73.00%为本科及以上学历;高级职称者占21.10%,62.30%的工作岗位为医师,绝大部分(63.50%)没有行政职务。据统计,其他科室医师社会网络相关人员平均年龄为36岁(36±11)。

表6-21 医师社会网络社会背景分析一[单位:人(%)]

比较项	选项	心内科医师社会网络	其他科室医师社会网络
性别	男	89(84.80)	275(54.90)
	女	16(15.20)	226(45.10)
与其关系	父母	3(2.80)	25(4.90)
	夫妻	5(4.60)	28(5.50)
	兄弟姐妹	1(0.90)	14(2.70)
	邻居	2(1.90)	13(2.50)
	同事	59(54.60)	219(42.80)
	同学	7(6.50)	31(6.10)
	师生	11(10.20)	23(4.50)
	好朋友	9(8.30)	84(16.40)
	普通朋友	1(0.90)	37(7.20)
	亲戚	4(3.70)	20(3.90)
	其他	6(5.60)	7(1.40)

表6-22 医师社会网络社会背景分析二[单位:人(%)]

比较项	选项	心内科医师社会网络	其他科室医师社会网络
教育程度	文盲	0(0.00)	1(0.20)
	小学	2(1.90)	13(2.50)
	初中	0(0.00)	19(3.70)

（续表）

比较项	选项	心内科医师社会网络	其他科室医师社会网络
	高中	7(6.50)	29(5.70)
	中专	4(3.70)	19(3.70)
	大专	6(5.60)	43(8.40)
	本科	25(23.10)	248(48.40)
	研究生	63(58.30)	126(24.60)
职称	正高职称	27(25.00)	25(5.00)
	副高职称	15(13.90)	81(16.10)
	中级职称	31(28.70)	117(23.30)
	初级职称	16(14.80)	119(23.70)
	其他	13(12.00)	160(31.60)
	医师	77(71.30)	306(62.30)
	护士	5(4.60)	30(6.10)
工作岗位	医技科室	2(1.90)	20(4.10)
	后勤	1(0.90)	13(2.60)
	行政	2(1.90)	16(3.30)
	其他	21(19.40)	106(21.60)

表 6-23　医师社会网络社会背景分析三[单位:人(%)]

比较项	心内科医师社会网络	其他科室医师社会网络
无管理职务	63(58.30)	325(63.50)
一般管理人员	17(15.70)	81(15.80)
中级管理人员	20(18.50)	68(13.30)
高级管理人员	8(7.40)	29(5.70)

2. 互动频率、认识久暂分析　社会网络医师互动频率分析如表 6-24 所示。在药物涂层支架的使用过程中,绝大部分(48.10%)医师认为与对其技术使用产生影响的人员的互动频率为每月少于 1 次,而在其他临床科室的调查中,27.40%的临床医师与对其技术使用产生影响的人员的互动频率为每月少于 1 次,23.90%的临床医师与对其技术使用产生影响的人员的互动频率为每月 1 次。

表 6‐24　医师互动频率分析[单位:人(%)]

比较项	心内科医师社会网络	其他科室医师社会网络
每月少于 1 次	52(48.10)	138(27.40)
每月 1 次	34(31.50)	120(23.90)
每周 1 次	17(15.70)	108(21.50)
每天 1 次	4(3.70)	64(12.50)
每天多次	1(0.90)	69(13.70)

社会网络医师认识久暂分析如表 6‐25 所示。在药物涂层支架的使用过程中,绝大部分(36.10%)医师认为与对其技术使用产生影响的人员的认识时间为 3~6 年,而在其他临床科室的调查中,绝大部分(34.10%)的临床医师认为与对其技术使用产生影响的人员的认识时间为 6 年以上。在认识时间方面,在各个组之间的差异并不大。

表 6‐25　医师与相关人员认识久暂分析[单位:人(%)]

比较项	心内科医师社会网络	其他科室医师社会网络
少于 3 年	35(32.40)	157(32.20)
3~6 年	39(36.10)	155(31.80)
6 年以上	34(31.50)	166(34.10)

3. 亲密关系与亲密话题　样本医师社会网络重要性评价如表 6‐26 所示。心内科医师认为其回忆的相关人员中,绝大部分(93.50%)的心内科医师认为其回忆的相关人员对其比较重要,76.10%的其他科室临床医师认为其回忆的社会网络相关人员对其比较重要。

表 6‐26　医师社会网络重要性评价[单位:人(%)]

比较项	心内科医师社会网络	其他科室医师社会网络
不重要	0(0.00)	24(4.80)
一般重要	7(6.50)	95(19.10)
比较重要	39(36.10)	178(35.70)
很重要	37(34.30)	132(26.50)
非常重要	25(23.10)	69(13.90)

　　医师社会网络亲密话题分析如表6‐27所示。对于亲密话题,心内科医师与对其药物涂层支架使用产生影响的相关人员讨论的话题主要集中在共同的兴趣、交换相关知识与心得(40.70%)。

表6‐27　医师社会网络亲密话题分析[单位:人(%)]

比较项	心内科医师社会网络	其他科室医师社会网络
天气	0(0.00)	19(3.70)
限于公事	19(17.60)	87(17.00)
娱乐活动	11(10.20)	29(5.70)
政治	1(0.90)	24(4.70)
共同的兴趣、交换相关知识与心得	44(40.70)	134(26.20)
个人私事(如健康状况、工作满意、财务状况)	17(15.70)	88(17.20)
共同认识的人(如我喜欢谁不喜欢谁)	4(3.70)	48(9.40)
深入讨论宗教、信仰或意识形态	5(4.60)	16(3.10)
婚姻、性	0(0.00)	13(2.50)
私人感情生活	7(6.50)	42(8.20)

　　医师社会网络亲密行为分析如表6‐28所示。对于亲密行为,心内科医师与对其药物涂层支架使用产生影响的相关人员讨论的互动行为主要集中在参加一些单位组织的群体活动(25.90%)、中午会一起吃午餐(13.90%);其他临床科室医师与对其药物涂层支架使用产生影响的相关人员讨论的话题主要集中在参加一些单位组织群体活动(33.00%)、私下一起去做一些娱乐活动(12.80%)。

表6‐28　医师社会网络亲密行为分析[单位:人(%)]

比较项	心内科医师社会网络	其他科室医师社会网络
我们不曾有任何非上班时间的接触	14(13.00)	48(7.90)
参加一些单位组织的群体活动	28(25.90)	201(33.00)
中午会一起吃午餐	15(13.90)	47(7.70)
晚上会一起吃晚饭	11(10.20)	42(6.90)
私下一起去做一些娱乐活动	7(6.50)	78(12.80)
两家人会聚在一起从事休闲活动	4(3.70)	34(5.60)

（续表）

比较项	心内科医师社会网络	其他科室医师社会网络
会借我(他)1个月以上的薪水	3(2.80)	29(4.80)
我们会相约一起旅游	6(5.60)	34(5.60)
会对你个人做人处事提出规劝意见	10(9.30)	56(9.20)
我有重大困难,他会牺牲自己的重大利益	10(9.30)	41(6.70)

4. 样本医师社会网络分析 样本医师社会网络相关指标分析如表6-29所示。在新技术使用过程中,心内科医师的平均网络规模为1.67,其他临床科室为3.45;心内科医师的平均网络密度为49.76,而其他临床科室为54.33;在中心性评价的3个指标方面,心内科医师的程度中心性、亲近中心性及中介中心性分别为49.22、82.93及3.33,而其他临床科室3个中心性评价指标分别为72.87、78.40及19.42。

表6-29 样本医师社会网络主要指标分析

比较项	心内科医师社会网络		其他科室医师社会网络	
	均值	标准差	均值	标准差
网络规模	1.67	1.57	3.45	1.68
网络密度	49.76	48.91	54.33	41.82
程度中心性	49.22	45.81	72.87	33.65
亲近中心性	82.93	25.36	78.40	28.14
中介中心性	3.33	12.63	19.42	26.92

不同性别样本医师的社会网络主要指标分析如表6-30所示。通过方差分析发现,网络规模、网络密度、程度中心性、亲近中心性及中介中心性在不同性别之间没有差异($P>0.05$)。

表6-30 不同性别样本医师的社会网络主要指标分析

比较项	网络规模	网络密度	程度中心性	亲近中心性	中介中心性
男	1.46	46.06	43.46	82.77	2.72
女	2.43	63.33	71.43	83.33	5.71
F 值	2.15	0.58	2.15	0.01	0.31
P 值	0.15	0.45	0.15	0.10	0.58

不同职称样本医师的社会网络主要指标分析如表 6-31 所示。通过方差分析发现,网络规模、网络密度、程度中心性、亲近中心性及中介中心性在不同职称之间没有差异($P>0.05$)。

表 6-31　不同职称样本医师的社会网络主要指标分析

比较项	网络规模	网络密度	程度中心性	亲近中心性	中介中心性
无职称	3.00	100.00	100.00	100.00	0.00
住院医师	1.83	51.33	55.56	86.67	6.11
主治医师	1.23	45.45	38.97	79.34	0.00
副主任医师	1.60	20.00	33.33	64.29	6.67
主任医师	3.00	100.00	100.00	100.00	0.00
F 值	0.81	1.22	1.38	0.79	0.50
P 值	0.53	0.33	0.26	0.55	0.73

不同级别医院样本医师的社会网络主要指标分析如表 6-32 所示。通过方差分析发现,网络规模、网络密度、程度中心性、亲近中心性及中介中心性在不同级别医院之间没有差异($P>0.05$)。

表 6-32　不同级别医院样本医师的社会网络主要指标分析

比较项	网络规模	网络密度	程度中心性	亲近中心性	中介中心性
二级医院	1.50	33.33	50.00	100.00	16.67
三级医院	0.93	25.00	30.95	73.81	2.38
F 值	0.54	0.10	0.54	1.49	2.33
P 值	0.47	0.76	0.47	0.27	0.15

行业协会/学会任职样本医师的社会网络主要指标差异性分析如表 6-33 所示。通过方差分析发现,网络规模、网络密度、程度中心性及中介中心性在行业协会/学会任职与否之间没有差异($P>0.05$),而亲近中心性在两组之间具有差异($P<0.05$),表明在行业协会任职的样本医师的亲近中心性小于不任职的样本医师的指标值。

表6-33　不同行业学会/协会任职样本医师的社会网络主要指标分析

比较项	网络规模	网络密度	程度中心性	亲近中心性	中介中心性
未在行业学会/协会任职	1.71	51.73	51.43	88.58	2.86
在行业学会/协会任职	1.40	33.33	38.89	58.93	5.56
F 值	0.17	0.37	0.36	5.40	0.22
P 值	0.69	0.55	0.55	0.03	0.64

对新技术持不同态度样本医师的社会网络主要指标分析如表6-34所示。通过方差分析发现,网络规模、网络密度、程度中心性、亲近中心性及中介中心性在不同态度之间没有差异($P>0.05$)。

表6-34　对新技术持不同态度样本医师的社会网络主要指标分析

比较项	网络规模	网络密度	程度中心性	亲近中心性	中介中心性
比较不支持	3.00	100.00	100.00	100.00	0.00
一般	1.60	60.00	48.00	87.50	0.00
比较支持	1.81	42.38	52.08	85.29	7.08
非常支持	1.36	50.00	41.67	75.17	0.00
F 值	0.40	0.50	0.51	0.39	0.88
P 值	0.75	0.68	0.67	0.76	0.46

5. 样本医师受其他人员的影响分析　样本医师受其他人员的影响的相关指标分析如表6-35所示。在使用新技术的过程中,心内科医师回忆的相关人员的平均网络规模为1.84,其他临床科室的为2.91;心内科医师回忆的相关人员平均网络密度为57.95,而其他临床科室的为74.80;在中心性评价的3个指标方面,心内科医师回忆的相关人员的程度中心性、亲近中心性及中介中心性分别为52.90、79.77及3.77,而其他临床科室3个中心性评价指标分别为60.19、70.34及4.64。

表6-35　社会网络相关人员主要指标分析

比较项	心内科医师社会网络		其他科室医师社会网络	
	均值	标准差	均值	标准差
网络规模	1.84	1.49	2.91	1.63
网络密度	57.95	48.48	74.80	39.12

（续表）

比较项	心内科医师社会网络		其他科室医师社会网络	
	均值	标准差	均值	标准差
程度中心性	52.90	42.53	60.19	33.47
亲近中心性	79.77	24.36	70.34	26.51
中介中心性	3.77	14.24	4.64	12.23

互动频率与社会网络相关指标的相关性分析如表 6-36 所示。分析显示互动频率与网络规模（$P<0.01$）及网络密度（$P<0.05$）呈现正相关关系，表明相关人员的网络规模越大、网络密度越大，则与样本医师的互动频率越大，而互动频率与中心性的 3 个评价指标不相关（$P>0.05$）。

表 6-36　互动频率与社会网络相关指标的相关性分析

比较项	互动频率	网络规模	网络密度	程度中心性	亲近中心性	中介中心性
互动频率	1.00					
网络规模	0.13**	1.00				
网络密度	0.09*	0.45**	1.00			
程度中心性	0.06	0.93**	0.54**	1.00		
亲近中心性	0.00	0.85**	0.31**	0.94**	1.00	
中介中心性	0.00	0.19**	-0.65**	0.13**	-0.04	1.00

*$P<0.05$, **$P<0.01$。

认识久暂与社会网络相关指标的相关性分析如表 6-37 所示。分析显示认识久暂与网络规模（$P>0.05$）及网络密度（$P>0.05$），程度中心性（$P>0.05$）、亲近中心性及中介中心性（$P>0.05$）均无相关关系。

表 6-37　认识久暂与社会网络相关指标的相关性分析

比较项	认识久暂	网络规模	网络密度	程度中心性	亲近中心性	中介中心性
认识久暂	1.00					
网络规模	-0.02	1.00				
网络密度	0.03	0.45**	1.00			

（续表）

比较项	认识久暂	网络规模	网络密度	程度中心性	亲近中心性	中介中心性
程度中心性	−0.06	0.94**	0.54**	1.00		
亲近中心性	−0.08	0.85**	0.31**	0.94**	1.00	
中介中心性	0.01	0.193**	−0.650**	0.125**	−0.04	1.00

** $P<0.01$。

亲密话题与社会网络相关指标的相关性分析如表6-38所示。分析显示亲密话题与网络规模（$P>0.05$）及网络密度（$P>0.05$），程度中心性（$P>0.05$）、亲近中心性及中介中心性（$P>0.05$）均无相关关系。

表6-38　亲密话题与社会网络相关指标的相关性分析

比较项	亲密话题	网络规模	网络密度	程度中心性	亲近中心性	中介中心性
亲密话题	1.00					
网络规模	0.04	1.00				
网络密度	0.09	0.45**	1.00			
程度中心性	0.04	0.93**	0.54**	1.00		
亲近中心性	0.07	0.85**	0.31**	0.94**	1.00	
中介中心性	−0.04	0.19**	−0.65**	0.13**	−0.04	1.00

** $P<0.01$。

亲密行为与社会网络相关指标的相关性分析如表6-39所示。分析显示亲密行为与网络规模（$P>0.05$）及网络密度（$P>0.05$），程度中心性（$P>0.05$）、亲近中心性均无相关关系，而与中介中心性呈正向相关（$P<0.05$），表明相关人员的中介中心性越大，与样本医师的互动行为越紧密。

表6-39　亲密行为与社会网络相关指标的相关性分析

比较项	亲密行为	网络规模	网络密度	程度中心性	亲近中心性	中介中心性
亲密行为	1.00					
网络规模	−0.03	1.00				

（续表）

比较项	亲密行为	网络规模	网络密度	程度中心性	亲近中心性	中介中心性
网络密度	-0.07	0.45**	1.00			
程度中心性	-0.05	0.94**	0.54**	1.00		
亲近中心性	0.01	0.85**	0.31**	0.94**	1.00	
中介中心性	0.09*	0.19**	-0.65**	0.12**	-0.04	1.00

$^*P<0.05$, $^{**}P<0.01$。

（七）医师层面影响医师新技术使用的相关因素分析

1. 行业协会/学会对医师使用行为的影响 医药企业与行业组织的影响力与医师对新技术使用的相关性分析如表 6-40 所示。分析发现，医师感知到的企业及行业组织的影响力与医师对新技术的使用行为呈正相关关系（$P<0.05$），表明医师对企业及行业组织的影响力的感知越明显，越倾向于使用新技术。

表 6-40　医药企业与行业组织的影响力与医师对新技术使用的相关性分析

比较项	技术使用与否	使用频率	企业影响力	行业组织影响力
技术使用与否	1.00			
使用频率	—	1.00		
企业的影响力	0.11*	0.20**	1.00	
行业组织的影响力	0.13**	0.04	0.25**	1.00

$^*P<0.05$, $^{**}P<0.01$。

通过文献分析发现任何因素均是通过医师感知到的受益来影响其对技术的使用行为的。医药企业与行业组织的影响力对医师新技术使用行为的回归分析如表 6-41 所示。分析显示研究分别构建了两个模型，仅纳入医药企业/行业组织的影响力和医师受益（感知技术水平提升、感知技术易用性、接受培训的情况、感知到的收益）相关指标，分析发现行业协会的对医师的使用行为并没有影响，而两个模型中，医药企业的影响力均与医师对新技术的使用呈正向关系（$P<0.05$），表明医药企业的影响力越大，医师越愿意使用新技术。同时研究还发现，在两个"模型 1"中，医师接受培训的情况正向影响其对新技术的使用行为（$P<0.05$），而在医药企业影响力的"模型 1"分析中，医师感知到

的收益与其技术使用行为呈正向关系($P<0.05$),表明医师感知到的收益越大,其越倾向于使用新技术。

表6-41 医药企业与行业组织的影响力对医师新技术使用行为的回归分析

比较项	行业组织的影响力/$\beta(z$ 值)		医药企业的影响力/$\beta(z$ 值)	
	模型0 ($n=912$)	模型1 ($n=912$)	模型0 ($n=912$)	模型1 ($n=912$)
推动力				
医药企业/行业组织影响	0.09 (0.14)	−0.07 (0.18)	0.68** (0.05)	0.62*** (0.06)
医师受益				
感知技术水平提升		0.50* (0.24)		0.42 (0.24)
感知技术易用性		0.39** (0.17)		0.05 (0.16)
接受培训的情况		0.50** (0.19)		0.58** (0.19)
感知到的收益		0.21 (0.19)		0.45* (0.20)
医师人口学特征控制	是	是	是	是

* $P<0.05$,** $P<0.01$。

2. 社会网络对医师新技术使用行为的影响 样本医师的社会网络主要指标与新技术使用情况的相关性分析如表6-42所示。分析发现样本医师的网络规模、程度中心性、中介中心性与其新技术的使用行为呈负相关关系($P<0.05$)。

表6-42 样本医师的社会网络主要指标与新技术使用情况的相关性分析

比较项	网络规模	网络密度	程度中心性	亲近中心性	中介中心性	是否使用新技术	新技术使用频率
网络规模	1.00						
网络密度	0.58**	1.00					
程度中心性	0.92**	0.69**	1.00				
亲近中心性	0.80**	0.59**	0.95**	1.00			

（续表）

比较项	网络规模	网络密度	程度中心性	亲近中心性	中介中心性	是否使用新技术	新技术使用频率
中介中心性	0.36**	−0.42**	0.31**	0.14	1.00		
使用新技术	−0.48**	−0.32	−0.37*	−0.24	−0.38*	1.00	
新技术使用频率	−0.22	−0.30	−0.20	−0.49	0.17	0.33	1.00

$^*P<0.05$，$^{**}P<0.01$。

样本医师的社会网络主要指标对新技术使用影响的回归分析如表6-43所示。分析显示在两个模型中（无论是否纳入医师受益相关指标），样本医师的网络密度、亲近中心性与中介中心性均负向作用于医师对于新技术的使用行为（$P<0.05$），表明医师的网络密度越高、亲近中心性越高、中介中心性越高，医师越不愿意使用新技术。

表6-43　样本医师的社会网络主要指标对新技术使用影响的回归分析

比较项	模型0($n=134$)	模型1($n=134$)
社会网络指标		
网络规模	−0.17(0.27)	−0.29(0.35)
网络密度	−0.04*(0.02)	−0.05*(0.02)
亲近中心性	−0.05*(0.02)	−0.06*(0.03)
中介中心性	−0.06*(0.02)	−0.07*(0.02)
医师受益		
感知技术水平提升		0.09(0.30)
感知技术易用性		−0.18(0.29)
接受培训的情况		0.26(0.32)
感知到的收益		0.61*(0.30)

$^*P<0.05$。

五、讨论

根据本研究的研究目的，本章研究内容展示了医师对处于不同成长周期的医学技术的知识、态度与行为，并对其进行了差异性分析。

（一）临床医师对于处于不同成长周期阶段技术的认知与态度

本研究选取的两项具体技术中，药物涂层支架属于处于成长周期相对较中间的位置,而高通量基因测序技术在我国则属于生命周期早期阶段的技术。通过分析发现,由于两个技术在中国上市时间或者使用年限的差异,大部分医师认为其对药物涂层支架比较了解,也具有较强的使用意愿,而高达50%的医师对高通量基因测序技术并不了解,且仅有56.80%的妇产科医师对该技术持支持态度,这与其他研究的结果基本一致。这也是大部分新技术在临床应用过程中存在的问题:大部分人对于处于生命周期早期的技术会在一段时间之内持观望的态度,并且在技术的早期阶段,无论是从专业会议获取到的相关信息,还是从大众传媒获取到的信息均较少,因此导致了医师对处于不同生命周期的新技术在认知及态度方面的差异性。关于两种技术目前在我国的使用情况方面的评价,大部分心内科医师认为药物涂层支架目前存在部分使用过度的情况,这与相关专家学者的研究结果基本一致;而大部分妇产科医师认为高通量基因测序技术存在使用不足的情况。由于2014—2016年该技术一直处于试点阶段,因此存在一定的使用不足的情况,但是2016年10月27日,国家卫生和计划生育委员会发布了《关于规范有序开展孕妇外周血胎儿游离DNA产前筛查与诊断工作的通知》,正式取消试点,对开展该项目的相关机构资质给予了严格的要求。该通知的颁布势必在未来几年会促进该技术在妇产科及肿瘤靶向治疗方案选择过程中的应用。由于游离DNA技术对于胎儿全基因检测的风险,如何保证孕妇运用该技术的社会伦理适应性成为被关注的焦点。因此,对于该技术如何建立合理完善的监督管理机制是目前相关政府部门应给予重视的问题。

（二）医师对处于不同生命周期阶段的技术的使用行为不同

根据医师对药物涂层支架和高通量基因测序技术的使用行为分析发现,41.90%的心内科医师使用过药物涂层支架技术,高达57.50%的妇产科医师对高通量基因测序技术开过处方。与此相似,本研究的另外一部分对患者的调查研究显示:64.80%的患者对药物涂层支架技术并不了解,50.30%的患者表示愿意使用该技术,并且有42.10%的患者使用过了该技术;55.20%的患者对高通量基因测序技术并不了解,45.70%的患者表示愿意使用该技术,并且有高达64.50%的孕妇在产前筛查过程中使用过了高通量基因测序技术。

上述的分析显示药物涂层支架在医师角度及患者角度的使用比例基本一致且相对较低。虽然其上市年限相对较长,使用趋于平缓,但是大部分患者对药物涂层支架技术的并不了解。尽管该技术使用年限较长,安全性与有效性基本得到了充分的证明,但是医患沟通在促进技术合理使用、改善医患关系过程中仍起关键的作用。因此,对于该介入手术的医患沟通仍需加强。而对高通量基因测序技术的分析显示医师及孕妇对于该技术的使用比例均相对较高。但是技术在早期使用时,由于其安全性、风险性的不确定及使用者获取信息的障碍,一般都会经历早期使用的低迷期,即遵循"S"形曲线的发展趋势。但是该技术较高的使用比例可能是技术扩散过程中的"绝望-反应"模式,究其原因:首先是由于该技术的无创性及对医师的技术要求相对较低的特点,一旦被投入使用,这部分医师与患者就会由于其无创、灵敏度高的特点而高估对其价值的判断。因此,会在短时间之内出现大量的孕妇使用行为。此外,使用该技术一旦成为普遍行为,患者在该技术接纳过程中所起的作用较低,往往也就会被迫使用该技术。因此,合理全面的医患告知显得尤为重要。

(三) 不同成长周期的新技术其受到的外部相关因素影响不同

通过医师视角下药物涂层支架与高通量基因测序技术的主要推动者的研究发现,药物涂层支架的主要推动者为行业协会/学会、有名望的医师、医药生产企业,这与本研究定性访谈及其他章节的分析结果基本一致。而高通量基因测序技术的主要推动者分别是基因检测公司、医院层面的管理者及卫生行政部门。因为目前该技术处于早期使用阶段,国家卫生行政部门对会产生重大伦理问题的基因检测技术进行了严格的管控,2016 年 10 月份才开始逐步推广使用,因此也就导致部分基因检测公司受利益驱动的影响极力地想争取到其试点权,对该技术的使用产生了非常重要的影响。且由于该技术在医院的开展需要相应的实验室建造与配备,在这个过程中医院层面的管理者在医院引进该技术的决定权上面起关键的作用。这也与 Rogers 技术扩散理论的解释基本一致。一旦到了技术需要相应的配套措施及大规模的资金投入的时候,医院在新技术的引进过程中起决定作用。

在医患沟通方面:针对药物涂层支架,医患沟通的主要内容是该技术的安全性与可能的风险性,其次是技术的相关费用;针对高通量基因测序技术,医患沟通的主要内容首先是技术的相关花费,其次才是技术的安全性。高通量基因测序技术与其他技术在应用早期主要考虑技术安全性及有效性的相关结论有些矛盾。究其原因,目前该技术在医院产前筛查的价格为 1 700~2 500元/次,因此,在高昂的费用背景下,医患沟通中首先还是告知患者该技术的花费较高的问题。在医患共同决策的模式方面,仅有 35.80% 的心内科医师选择在药物涂层支架使用过程中采取医患共同决策,而高达 67.50% 的妇产科医师认为在高通量基因测序技术的选择过程中采取的是医患共同决策的模式。究其原因,一方面高通量基因测序技术使用时间相对较短,患者对于了解高技术的相关信息有限,可能需要医师更多的告知,并共同来决策;另一方面,是由于该技术涉及非常重大的伦理问题。因此,对于该技术使用之前详细的知情同意是国外学者认为在使用该技术过程中最为重要的内容。

对于行业协会在医师新技术使用过程中的影响,研究发现行业协会在药物涂层支架使用过程中的作用主要是制定相关行业指南,而在高通量基因测序技术的使用过程中,行业协会所起的作用主要是组织相关培训。主要是由于两者处于不同的生命周期阶段,使用时间相对较长的支架主要需要进行治疗程序的标准化,而对于高通量基因测序技术而言,对医师的培训是当前主要的推动行为。

(四) 社会网络因素对医师新技术使用作用的解读

研究发现无论是在控制还是不控制医师受益的相关指标的情况下,网络密度、样本医师的亲近中心性、中介中心性负向作用于医师对新技术的使用行为($P<0.05$),表明医师的网络密度越高、亲近中心性越高、中介中心性越高,医师越不倾向于使用新技术。究其原因主要是在社会网络中,网络密度越高、亲近中心性越高、中介中心性越高,则医师在该网络中一般处于比较中心的位置,对资源的控制能力相对较强,对网络中其他人影响比较大,而这些医师主要是高年资、年纪相对较大的医师,这一部分医师长期形成的诊疗习惯及对技术的使用有影响,使其很难接纳新的技术。因此,得到了负向作用于新技术的使用行为。这一研究结果与相关研究结果展示的医师的人口学特征与其新技术的使用行为之间的关系基本一致。

第七章

患者层面的医学新技术转化应用因素分析

一、研究目的

本章通过对心内科、妇产科科室患者的定量调查，从患者对医学新技术的认知、态度、使用意愿，医师患者共同决策，患者对于新技术的使用行为，对新技术使用后的感知以及患者层面影响医学新技术转化应用的相关因素等几个方面系统分析患者层面在新技术引进过程中的相关因素，为后续模型的构建提供研究依据。

二、研究内容

（1）分析并描述患者对医学新技术的认知、态度、使用意愿。

（2）通过患者在新技术使用过程中的角色定位，分析目前在我国，在医学新技术临床应用过程中医师与患者的共同决策。

（3）分析并描述患者对新技术（通用的新技术、药物涂层支架、高通量基因测序）的使用行为。

（4）分析并描述使用新技术的患者对新技术使用后的感知情况。

（5）系统分析患者层面影响医学新技术转化应用的相关因素，为后续模型的构建提供研究依据。

三、研究方法

（一）资料收集方法

本研究自 2016 年 6 月至 2016 年 9 月对样本医院医师及其治疗的患者开展调查。根据伦理学要求所有患者均签署了知情同意书，只有同意并愿意参与调查的患者才被纳入本研究的分析样本中。调查过程中，所有被调查患者均被要求完成课题组设计的调查问卷。

（二）调查工具

1. 患者参与决策的水平评价工具　本研究对患者参与新技术决策的测评运用的是医患共同决策问卷（SDM‐Q‐9）。该测评问卷包含9个测评题目，目前已经被证明在医患决策的测评中具有很好的信度与效度。9个测试题目均运用 Likert 5 分类测评的形式，从"非常不同意"到"非常同意"。在本研究中，9个条目的最终加总得分代表医患决策的总体得分。

2. 患者在医患共同决策中的角色及患者偏好　对于患者在医患共同决策中的角色及患者偏好，本研究运用 Bruera 等开发的测评问卷。患者被要求从以下7个选项中选择：1＝患者自己决策；2＝听取医师意见后患者自己决定；3＝患者与医师一起做出决策；4＝医师在听取患者意见后做出决策；5＝医师自己做出决策；6＝并不清楚；7＝不予回答。选择1与2属于积极参与；选择3为共同参与决策；选择4与5为消极参与决策。

3. 新技术的接纳行为　本研究所涉及的新技术是指医院在1～2年之内新引进的医疗器械、药品及手术方式等。如果患者使用过医师告知的新技术，则选择"曾经使用过"，如果没有使用过，则选择"未使用过"。

4. 患者对决策的满意度　对于患者在新技术决策过程中的满意度，研究同样采用 Likert 5 分类测评的形式，从"非常不满意"到"非常满意"。

（三）资料分析方法

1. 医患共同决策的分析框架　根据 Gary L. Kreps 推荐的交流与行为的关系框架以及 L. Aubree Shay 的系统综述构建了本研究的医患共同决策分析框架。医患之间的交流包括医患共同决策，可以影响最终的结局，包括认知行为的改变如患者满意度、患者依从性以及行为的改变（如诊疗行为的改变）。L. Aubree Shay 通过对患者参与决策的系统综述分析发现医患共同决策有两条路径：直接影响患者最终的决策行为和通过认知行为的改变（满意度改变、依从性改变）来最终影响患者最终的决策行为。因此，基于上述的研究基础，本研究认为医患共同决策通过两条路径来影响最终患者对于新技术的选择，即直接影响新技术的选择、通过影响患者对决策过程的满意度来影响最终对新技术的选择，如图7‐1所示。

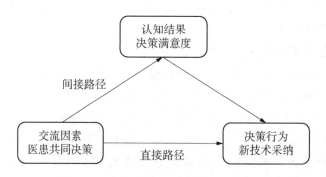

图 7-1　医患决策与患者对新技术选择的关联性分析研究框架

2. 描述性分析　对患者的认知态度、使用意愿、使用行为及患者对技术使用后的感知进行现状描述。

3. 相关性分析　研究医师与患者共同参与决策的形式、医患决策的总体情况、患者决策满意度以及最终患者对新技术的使用行为,并进行相关性分析。

4. 多因素分析　为探究医患决策对患者最终对新技术选择的关联性,研究通过二项 Logistic 回归分析患者最终选择与否的因素,通过多元线性回归分析探究医患决策与患者满意度的关联。

四、研究结果

(一) 样本患者人口学特征

样本患者的人口学特征如表 7-1、7-2 所示。研究共调查 178 名心内科患者及家属、233 名妇产科患者及家属、554 名其他科室的患者及家属。在心内科、妇产科及其他科室中,女性患者所占比例分别为 31.50%、94.00% 和 40.80%,平均年龄分别为 60 岁、29 岁和 46 岁,农村户籍所占比例分别为 48.90%、56.90% 和 56.60%,本地常住人口分别占 79.70%、79.80% 和 82.20%,本科及以上学历的分别占 9.00%、30.70%、16.50%。医疗保险方面,心内科患者绝大部分拥有城镇职工医疗保险,占 41.60%,妇产科患者中绝大部分是新型农村合作医疗的患者,占 42.70%,而其他科室的患者中,新农合医疗保险的患者占 41.30%。心内科及其他科室患者所患疾病的时间均较短,1 年以内的分别为 35.60% 和 62.80%。

表 7-1　样本患者人口学特征[单位:人(%)]

比较项	类别	心内科患者	妇产科患者	通用问卷	总体情况
性别	男	122(68.50)	14(6.00)	328(59.20)	464(48.10)
	女	56(31.50)	219(94.00)	226(40.80)	501(51.90)
户籍地	城市	91(51.10)	100(43.10)	239(43.50)	430(44.80)
	农村	87(48.90)	132(56.90)	311(56.60)	530(54.60)
本地常驻	是	141(79.70)	186(79.80)	452(82.20)	779(81.10)
	否	36(20.30)	47(20.20)	98(17.80)	181(18.90)
最高学历	小学及以下	56(31.50)	4(1.70)	113(20.50)	173(18.00)
	初中	38(21.30)	54(23.40)	136(24.70)	228(23.80)
	中专(高中)	43(24.20)	59(25.50)	130(23.60)	232(24.20)
	大专	25(14.00)	43(18.60)	81(14.70)	149(15.50)
	本科	14(7.90)	56(24.20)	81(14.70)	151(15.70)
	研究生	2(1.10)	15(6.50)	10(1.80)	27(2.80)
医疗保险	公费医疗	14(7.90)	9(4.00)	57(10.50)	80(8.40)
	城镇职工医疗保险	74(41.60)	92(40.50)	161(29.50)	327(34.40)
	城镇居民医疗保险	34(19.10)	35(15.40)	94(17.20)	163(17.20)
	新型农村合作医疗	62(34.80)	97(42.70)	225(41.30)	384(40.40)
	商业医疗保险	2(1.10)	11(4.80)	27(5.00)	40(4.20)
	其他保险	0(0.00)	0(0.00)	0(0.00)	0(0.00)
	没参加任何保险	5(3.90)	5(2.30)	23(4.70)	33(4.00)
疾病时间	1 年以内	63(35.60)	—	340(62.80)	403(56.10)
	3 年以内	46(26.00)	—	85(15.70)	131(18.20)
	5 年以内	26(14.70)	—	32(5.90)	58(8.10)
	超过 5 年	42(23.70)	—	84(15.60)	126(17.60)
家庭年人均收入	5 万元以下	64(38.30)	84(37.00)	253(49.10)	401(44.10)
	5 万～10 万元(含 5 万元)	62(38.70)	97(42.70)	157(30.50)	316(34.80)
	10 万～15 万元	22(13.20)	24(10.60)	58(11.30)	104(11.40)
	15 万～20 万元	6(3.60)	16(7.00)	24(4.70)	46(5.10)
	20 万～25 万元	7(4.20)	2(0.90)	12(2.30)	21(2.30)
	25 万元以上	6(3.60)	4(1.80)	11(2.10)	21(2.30)

表 7-2　样本患者年龄(单位:岁)

比较项	类别	心内科患者	妇产科患者	通用问卷	总体情况
年龄	平均值	60	29	46	44
	最大值	103	17	96	103
	最小值	21	72	21	21

（二）患者对医学新技术的认知、态度与使用意愿

心内科、妇产科及其他科室患者对新技术的认知、态度与使用意愿如表7-3所示。高达64.80%的患者对药物涂层支架并不了解该医学技术，同样，55.20%的患者对高通量基因测序也并不了解，而对其他的新技术而言，39.80%的患者认为对所患疾病的新技术有一定程度的了解。在态度方面，绝大部分患者对药物涂层支架、高通量基因测序技术及其他新技术还是持支持态度的，分别占50.30%、45.70%和64.60%，并且绝大部分患者比较愿意使用新技术，所占比例分别高达57.80%、42.00%和53.80%。

表7-3　患者对于医学新技术的认知、态度与使用意愿[单位：人(%)]

比较项	选项	通用问卷	心内科	妇产科	总体情况
认知	非常不了解	43(8.10)	63(35.80)	50(22.60)	156(16.80)
	比较不了解	94(17.60)	51(29.00)	72(32.60)	217(23.30)
	一般	184(34.50)	46(26.10)	85(38.50)	315(33.90)
	比较了解	149(28.00)	14(8.00)	12(5.40)	175(18.80)
	非常了解	63(11.80)	2(1.10)	2(0.90)	67(7.20)
态度	非常不支持	7(1.30)	2(1.30)	4(1.90)	13(1.50)
	比较不支持	17(3.20)	15(10.10)	16(7.80)	48(5.40)
	一般	163(30.90)	57(38.30)	92(44.70)	312(35.30)
	比较支持	246(46.60)	59(39.60)	77(37.40)	382(43.30)
	非常支持	95(18.00)	16(10.70)	17(8.30)	128(14.50)
使用意愿	非常不愿意	8(1.50)	5(3.20)	11(5.20)	24(2.70)
	比较不愿意	33(6.30)	15(9.70)	9(4.20)	57(6.40)
	一般	203(38.40)	45(29.20)	103(48.60)	351(39.30)
	比较愿意	215(40.70)	67(43.50)	70(33.00)	352(39.40)
	非常愿意	69(13.10)	22(14.30)	19(9.00)	110(12.30)

（三）患者参与医学新技术的临床决策

对于在医学新技术决策过程中的患者参与的实际程度，本研究运用9条目的SDM-Q-9量表进行测量。

1. 量表的信度分析　由于该量表来自国外，本研究首先对量表的信度进行了相应的分析，用主成分因素分析法对9个项目进行分析。9项目量表的 $KMO=0.951$，Bartlett's 球形检验 $\chi^2=7180$，$df=36$，$P<0.001$，根据 Kaiser(1960)的建议，适宜进行因子分析，最终根据因子分析结果，对9个条目提取了一个公因子，累计贡献率为74.70%。并且该维度的9个项目的 Cronbach's α系数为0.96,表明量表的信度较好。

2. 量表的效度检验　由于本研究的SDM‑Q‑9量表经因子分析共提取一个公因子,因此该量表仅适合做实证效度检验,而不适合做内容效度检验。实证效度检验情况如表7‑4所示。该表对SDM‑Q‑9量表的9个条目之间的相关性进行了分析,研究分析发现9个条目均具有两两的相关性($P<0.05$),表明该量表具有很好的实证效度,能一定程度上代表本研究对于患者参与程度的测量。

表7‑4　SDM‑Q‑9各条目的相关性分析

比较项	告知可供选择	告知技术优势与劣势	我能很好理解	医师咨询偏好	权衡利弊	共同决定	达成共识	医师鼓励我积极参与	充分交流
告知可供选择	1.00								
告知技术优势与劣势	0.79**	1.00							
我能很好理解	0.71**	0.76**	1.00						
医师咨询偏好	0.69**	0.74**	0.71**	1.00					
权衡利弊	0.62**	0.68**	0.68**	0.74**	1.00				
共同决定	0.64**	0.66**	0.66**	0.74**	0.78**	1.00			
达成共识	0.64**	0.68**	0.71**	0.71**	0.76**	0.78**	1.00		
医师鼓励我积极参与	0.65**	0.71**	0.70**	0.77**	0.74**	0.77**	0.76**	1.00	
充分交流	0.59**	0.65**	0.70**	0.65**	0.70**	0.70**	0.72**	0.73**	1.00

** $P<0.01$。

3. 患者参与新技术决策的情况分析　就患者在新技术决策过程中的参与程度,本研究根据SDM‑Q‑9量表的测量结果分析如表7‑5～7‑7所示。对于心内科患者参与药物涂层支架使用的决策SDM‑Q‑9各条目分布情况及平均得分统计如表7‑5所示,绝大部分患者均认为在药物涂层支架的使用过程中医师与其进行了充分的沟通交流,并认为自己参与了技术使用的决策过程,9个条目的得分均在3.5分以上(满分为5分),平均得分也高达32.93分。

表7-5　心内科患者参与药物涂层支架使用的决策 SDM-Q-9 各条目分布情况及平均得分

医患共同决策量表	不同意/人(%)	一般/人(%)	同意/人(%)	平均得分/($\overline{X} \pm S$)
医师告诉过我,对于治疗我所患病可供选择的技术	29(18.20)	34(21.40)	96(70.40)	3.58(1.18)
医师向我解释了不同技术的优势与劣势	21(13.30)	40(25.30)	97(61.40)	3.66(1.10)
所有相关信息,医师清楚地向我说明白,我能很好地理解	18(11.50)	37(23.60)	102(65.00)	3.71(1.01)
医师询问过我,更倾向选择哪项技术	20(12.70)	44(28.00)	93(59.10)	3.62(1.03)
我与医师一起权衡过不同技术的利弊	26(16.70)	42(26.90)	88(56.40)	3.54(1.10)
我与医师共同决定了最终使用的技术	27(17.50)	35(22.70)	92(59.70)	3.58(1.14)
我与医师对具体如何应用该种医学技术达成了共识	17(10.80)	40(25.50)	100(63.70)	3.76(1.06)
医师鼓励我参与疾病诊断/治疗技术的选择	19(12.10)	50(31.80)	88(66.10)	3.59(1.04)
在新技术的选择过程中,我与医师有着充分的交流时间	14(9.00)	42(26.90)	100(64.10)	3.81(1.03)
患者参与得分(9 到 45)	—	—	—	32.93(8.23)

对于妇产科患者参与高通量基因测序技术使用的决策 SDM-Q-9 各条目分布情况及平均得分统计如表 7-6 所示。绝大部分患者均认为在高通量基因测序的使用过程中医师与其进行了充分的沟通交流,并认为自己参与了技术使用的决策过程,9 个条目的得分均在 3.5 分以上(满分为 5 分),平均得分也高达 34.41 分。

表7-6　妇产科患者参与高通量基因测序技术使用的决策
SDM-Q-9 各条目分布情况及平均得分

医患共同决策量表	不同意/人(%)	一般/人(%)	同意/人(%)	平均得分/($\overline{X} \pm S$)
医师告诉过我,对于治疗我所患病可供选择的医学技术	9(4.50)	53(26.40)	139(69.20)	3.92(0.90)
医师向我解释了不同技术的优势与劣势	12(6.00)	50(24.90)	139(69.20)	3.90(0.90)

（续表）

医患共同决策量表	不同意/ 人（%）	一般/ 人（%）	同意/ 人（%）	平均得分/ ($\overline{X} \pm S$)
所有相关信息，医师清楚地向我说明白，我能很好地理解	13(6.60)	52(26.30)	133(67.20)	3.88(0.92)
医师询问过我，更倾向选择哪项医学技术	20(10.10)	54(27.30)	124(62.60)	3.78(0.96)
我与医师一起权衡过不同技术的利弊	15(7.60)	61(31.00)	121(64.00)	3.80(0.91)
我与医师共同决定了最终使用的医学技术	14(7.10)	57(28.90)	126(64.00)	3.80(0.92)
我与医师对具体如何应用该种医学技术达成了共识	15(7.60)	55(27.80)	128(64.60)	3.81(0.90)
医师鼓励我参与疾病诊断/治疗技术的选择	16(8.20)	68(34.70)	112(57.10)	3.72(0.97)
在新技术的选择过程中，我与医师有着充分的交流时间	15(7.70)	65(33.20)	116(59.20)	3.73(0.97)
患者参与得分(9 到 45)	—	—	—	34.41(7.36)

对于其他科室患者参与新技术使用的决策 SDM - Q - 9 各条目分布情况及平均得分统计如表 7 - 7 所示。绝大部分患者认为在新技术的使用过程中医师与其进行了充分的沟通交流，并认为自己参与了技术使用的决策过程中，9 个条目的得分均在 3.5 分以上(满分为 5 分)，平均得分 34.66 分。

表 7 - 7　其他科室患者参与新技术使用的决策 SDM - Q - 9 各条目分布情况及平均得分

医患共同决策量表	不同意/ 人（%）	一般/ 人（%）	同意/ 人（%）	平均得分/ ($\overline{X} \pm S$)
医师告诉过我，对于治疗我所患病可供选择的医学技术	31(6.00)	144(27.90)	341(66.10)	3.82(0.91)
医师向我解释了不同技术的优势与劣势	28(5.50)	130(25.60)	350(68.90)	3.89(0.92)
所有相关信息，医师清楚地向我说明白，我能很好地理解	30(5.90)	117(23.10)	360(71.00)	3.95(0.94)
医师询问过我，更倾向选择哪项医学技术	32(6.40)	146(29.20)	322(64.40)	3.82(0.93)

（续表）

医患共同决策量表	不同意/ 人（%）	一般/ 人（%）	同意/ 人（%）	平均得分/ $\overline{X} \pm S$
我与医师一起权衡过不同技术的利弊	45(9.00)	148(29.50)	309(61.60)	3.74(0.97)
我与医师共同决定了最终使用的医学技术	34(6.80)	139(27.70)	329(65.50)	3.84(0.97)
我与医师对具体如何应用该种医学技术达成了共识	30(6.00)	138(27.50)	333(66.50)	3.85(0.95)
医师鼓励我参与疾病诊断/治疗技术的选择	26(5.30)	119(24.00)	350(70.70)	3.91(0.90)
在新技术的选择过程中,我与医师有着充分的交流时间	40(8.00)	138(27.60)	322(64.60)	3.84(1.01)
患者参与得分(9到45)	—	—	—	34.66(7.31)

对于患者参与新技术决策的相关指标分析如表 7-8 所示。106 个（62.80%）心内科患者、168 个（79.60%）妇产科患者及 393 个（72.60%）其他科室患者在新技术的使用过程中更倾向于积极参与医疗决策,偏好与医师共同决策的所占比例较低,分别占 23.10%,16.10%和 21.60%,仅有较少数的患者偏好于由医师主导的决策,所占比例分别为 12.40%,2.40%和 5.20%。除此之外,为探究实际决策与患者偏好之间的匹配程度,研究发现 132 个（73.70%）心内科患者,170 个（72.30%）妇产科患者及 403 个（72.50%）其他科室患者对新技术决策过程中的偏好选择与实际决策情况是匹配的。对于决策过程的患者满意度分析发现,138 个（84.70%）心内科患者、120 个（58.60%）妇产科患者及 444 个（83.00%）其他科室患者对新技术决策过程是持满意态度的,持不满意态度的仅占少数。

表7-8　患者参与决策的相关指标分析[单位:人（%）]

比较项	心内科	妇产科	其他科室	总体情况
患者偏好的决策方式				
积极决策	106(62.80)	168(79.60)	393(72.60)	667(72.42)
共同决策	39(23.10)	34(16.10)	117(21.60)	190(20.63)
消极决策	21(12.40)	5(2.40)	28(5.10)	54(5.86)
不清楚	3(1.80)	4(1.90)	3(0.60)	10(1.09)

（续表）

比较项	心内科	妇产科	其他科室	总体情况
患者偏好与实际决策匹配				
匹配	132(73.70)	170(72.30)	403(72.50)	705(72.68)
不匹配	47(26.30)	65(27.70)	153(27.50)	265(27.32)
患者对于决策过程满意度				
非常不满意	0(0.00)	4(2.00)	6(1.10)	10(1.11)
比较不满意	2(1.20)	10(4.90)	13(2.40)	25(2.77)
一般	23(14.10)	71(34.60)	72(13.50)	166(18.38)
比较满意	79(48.50)	75(36.60)	255(47.70)	409(45.29)
非常满意	59(36.20)	45(22.00)	189(35.30)	293(32.45)

（四）患者对新技术的使用行为

对于患者对新技术的使用情况的分析如表7-9所示。对心内科患者与其他科室的患者来讲，绝大部分患者未使用过新技术，使用过新技术的占少数，分别有67个（42.10%）患者在所在医院使用过药物涂层支架与231个（46.70%）患者在所在医院曾使用过新技术。而对于妇产科患者来讲，大多数患者使用过高通量基因测序技术，占127个（64.50%）。

表7-9　患者对新技术的使用情况分析［单位：人(%)］

患者对于新技术的使用情况	通用技术	药物涂层支架	高通量基因测序	总体情况
使用过	231(46.70)	67(42.10)	127(64.50)	425(49.90)
未使用过	264(53.30)	92(57.90)	70(35.50)	426(50.10)

（五）患者对新技术使用后的感知

患者对新技术使用后的感知统计如表7-10～7-12所示。研究分别从患者对新技术使用后的总体满意度、新技术的安全性、风险性，新技术的效果评价及新技术的治疗花费评价进行分析。患者对药物涂层支架使用后的感知如表7-10所示。对药物涂层支架的总体满意度、安全性及效果的评价，绝大部分患者持比较支持满意的态度，而对药物涂层支架的相关费用，高达55.30%的患者认为该技术的花费比较高。

表 7 - 10　患者对药物涂层支架技术使用后的感知统计[单位:人(%)]

比较项	非常差	比较差	一般	比较好	非常好
对于药物涂层支架的总体满意度	0(0.00)	0(0.00)	10(17.50)	25(43.90)	22(38.60)
药物涂层支架的安全性、风险性如何	0(0.00)	0(0.00)	15(27.80)	24(44.40)	15(27.80)
药物涂层支架的效果如何	0(0.00)	0(0.00)	10(18.50)	26(48.10)	18(33.30)
药物涂层支架的治疗花费	4(7.10)	27(48.20)	20(35.70)	1(1.80)	4(7.10)

患者对高通量基因测序技术使用后的感知如表 7 - 11 所示。对高通量基因测序技术的总体满意度、安全性及效果的评价,大部分患者持比较支持满意的态度,而对高通量基因测序技术的相关费用,高达 48.40% 的患者认为该技术的花费比较高。

表 7 - 11　患者对高通量基因测序技术使用后的感知统计[单位:人(%)]

比较项	非常差	比较差	一般	比较好	非常好
对高通量基因测序的总体满意度	0(0.00)	4(3.20)	50(40.30)	57(46.00)	13(10.50)
高通量基因测序的安全性、风险性如何	1(0.80)	2(1.60)	49(39.50)	56(45.20)	16(12.90)
高通量基因测序的效果	2(1.60)	3(2.40)	43(35.00)	59(48.00)	16(13.00)
高通量基因测序治疗花费	13(10.50)	47(37.90)	42(33.90)	19(15.30)	3(2.40)

患者对其他技术使用后的感知如表 7 - 12 所示。对其他技术的总体满意度、安全性及效果的评价,大部分患者持比较支持满意的态度,而对其他技术的相关费用,高达 47.30% 的患者认为该技术的花费一般,有 37.50% 患者认为新技术的花费比较高。

表 7 - 12　患者对新技术使用后的感知统计[单位:人(%)]

比较项	非常差	比较差	一般	比较好	非常好
对新技术总体满意度	3(0.80)	8(2.30)	122(34.50)	159(44.90)	62(17.50)
新技术的安全性、风险性如何	1(0.30)	4(1.10)	126(35.30)	170(47.60)	56(15.70)

（续表）

比较项	非常差	比较差	一般	比较好	非常好
新技术的效果如何	0(0.00)	7(2.00)	119(33.40)	167(46.90)	63(17.70)
新技术治疗花费如何	18(5.10)	115(32.40)	168(47.30)	45(12.70)	9(2.50)

（六）患者层面医学新技术转化应用的相关因素

患者对新技术的使用行为与医患共同决策的相关性分析如表7－13所示。患者对新技术的使用行为与决策满意度（$P<0.01$）、决策形式匹配（$P<0.05$）及患者参与程度的得分（$P<0.01$）均呈正相关关系。虽然相关系数分别仅为0.29、0.13及0.15，但表明决策满意度越高的患者越倾向于使用新技术，实际的决策选择与患者偏好的决策选择越匹配，患者越倾向于使用新的医学技术，医患共同决策的得分越高的患者越倾向于使用新技术。除此之外，决策满意度与患者参与得分也呈正相关关系，相关系数为0.36，表明医患共同决策的得分越高，患者对决策的满意度越高。而实际的决策选择与患者偏好决策的匹配度却与医患共同决策的得分无相关关系（$P>0.05$），实际的决策选择与患者偏好决策的匹配度、与决策满意度也无相关关系（$P>0.05$）。

表7－13　患者对新技术的使用行为与医患共同决策的相关性分析

比较项	技术使用行为	决策过程满意度	患者决策偏好与实际决策情况的匹配	患者参与程度得分
技术使用行为	1.00			
决策过程满意度	0.29**	1.00		
患者决策偏好与实际决策情况的匹配	0.13*	-0.03	1.00	
患者参与程度得分	0.15**	0.36**	0.03	1.00

$^*P<0.05$，$^{**}P<0.01$。

为进一步探究患者对新技术使用与医患共同决策的关联性，本研究根据研究设定的模型，分别从医患共同决策与新技术使用行为的直接路径及间接路径进行分析，具体如表7－14所示。首先，无论是从直接路径分析，还是从间接路径的分析，研究将已有文献中报道的可能会影响医患参与决策的相关人口学因素（年龄、性别、学历、患疾病年限）进行了因素控制，探究在相关人口学因素控制的条件下，医患共同决策对患者新技术使用的作用机制。本研究除了引入医患共同决策的测量得分,还引入了患者实际决策的情况与患者决策偏好的匹配度。在直接路径分析中,在人口学变量得到控制的前提下,医患共同决策得分对患者技术的选择有着正向的影响(P<0.05),偏回归系数为0.041,表明医患共同决策得分越高的患者越倾向于选择新技术;同样,患者实际决策的情况与患者决策偏好的匹配度对患者技术的选择有着正向的影响(P<0.05),偏回归系数为0.657,表明实际决策的情况与决策偏好的匹配度越高的患者越倾向于选择新技术。而在间接路径的分析中发现:在第一步分析中,医患共同决策得分对患者决策满意度有正向的影响(P<0.001),偏回归系数为0.048,表明医患共同决策得分越高的患者满意度越高,而患者实际决策的情况与患者决策偏好的匹配度对患者技术的选择没有影响(P>0.05);在第二步的分析中,决策满意度对新技术的使用也有着正向的影响(P<0.05),偏回归系数为0.543,表明决策满意度越高的患者越倾向于选择新技术。

表 7-14　患者对新技术使用与医患共同决策的回归分析

回归模型	指标	偏回归系数	标准误	P
直接路径	技术使用行为			
	患者参与程度得分	0.041	0.021	0.046
	患者决策偏好与实际决策情况的匹配	0.657	0.295	0.026
	患者人口学特征	控制	控制	控制
间接路径	决策过程满意度			
	患者参与程度得分	0.048	0.008	<0.001
	患者决策偏好与实际决策情况的匹配	−0.080	0.107	0.457
	患者人口学特征	控制	控制	控制
	技术使用行为			
	决策过程满意度	0.543	0.187	0.004
	患者人口学特征	控制	控制	控制

五、讨论

(一) 本研究的特点与研究框架

以往对于患者对诊疗行为及临床决策的影响主要集中在定性研究,很少有定量研究,而在医患共同决策方面,部分研究主要集中在慢病管理及肿瘤治疗的患者参与及医患共同决策方面。本研究从患者的视角,聚焦于医患共同决策对医师使用行为的影响。当然,对于患者的其他相关因素,研究在最终模型构建时将纳入其他相关指标,而在本章的研究中将主要展示患者参与与医师对新技术使用行为之间的关系。

本研究基于"交流-健康"的研究框架,借鉴 2015 年 L. A. Shay 的系统综述研究,认为医患共同决策作为一种交流因素,对于患者的结局[包含认知层面的(患者满意度、依从性及信任医师)行为结局(新技术的使用行为)]产生重要的影响,具体到本研究医患共同决策、患者满意度及患者对新技术的使用行为 3 个指标之间的关系是医患共同决策对新技术使用的影响具有两层路径,直接路径:医患共同决策直接影响患者对新技术的使用行为。间接路径:医患共同决策通过影响患者满意度进而影响其对新技术的选择行为,研究通过相关数据对上述模型进行检验。

(二) SDM 量表在我国新技术使用的医患共同决策测量中具有较高的信度与效度

对于医患共同决策的程度分析,本研究运用了 Bruera 等提出的 SDM - 9 量表。该量表在我国的应用相对较少,且未发现相关研究对该量表进行信效度的检验。本研究对该量表在我国的适用性进行了信度分析与实证效度的检验。因子分析发现公因子累计贡献率为 74.70%,9 个项目的 Cronbach's α 系数为 0.96,表明量表的信度较好,且 9 个条目均具有两两的相关性($P <$ 0.05),表明该量表具有很好的实证效度。因此,研究认为该量表在我国医患共同决策过程中具有很好的信效度。

(三) 患者视角下医患共同决策的模式应用较为广泛

本研究发现:大部分患者认为自己参与了新技术使用的选择决策过程中,如在该决策过程中哪些环节需要做出选择、明确不同的选择方案及其优劣等。这一研究结果在一定程度上可以解释医患共同决策分析显示 SDM 均数均较高的情况,与中国部分研究者得出的患者参与程度结果相比,本研究患者视角下的参与程度比例高于目前中国学者研究得出的 24.80%～65.00% 的比例。究其原因,本研究选取的 3 个省份经济发展水平相对平衡,差异不大,总体水平有可能高于全国平均水平,因此,患者对于参与诊疗决策的意愿相对较高。另外,本研究也发现患者视角下的决策模式与其治疗医师视角下的决策模式并不一致,表明在医患共同决策的过程中医师与其患者的沟通还存在一定的障碍。

(四) 医患共同决策促进患者满意度及患者对新技术的使用

研究显示在新技术使用过程中,患者满意度均较高,患者的 SDM 得分越高,对于决策过程的满意度越高。在新技术的使用方面,大部分心内科患者与其他科室的患者未使用过新技术,使用过新技术的占少数,分别占 42.10％与 46.70％,而对妇产科患者来讲,大多数患者使用过高通量基因测序技术,占 64.50％。首先,研究显示医患共同决策的得分越高,患者对决策过程的满意度越高,并且越倾向于使用新技术,这一研究结果与以往的相关研究结果是一致的。此外,在模型构建中,研究同时纳入了医师与患者对决策模式一致性的评价(1 = 一致,0 = 不一致)。该指标对患者新技术的使用行为具有影响,而对患者决策的满意度并无影响。该研究结果与部分研究指出的实际决策模式与患者的偏好决策模式的不一致性会影响患者对决策过程的满意度,进而影响患者最终新技术的使用行为。究其原因,可能是本研究所运用的实际决策模式为医师的认知,而医师的认知与实际决策模式之间可能存在一定的误差,具体该模型是否适用于中国人群,以及具体形式是否合适,有待今后进一步验证。

(五)本研究检验并改进了相关研究框架

本研究基于"交流-健康"的研究框架,借鉴 L. A. Shay 的系统综述,在其基础上进行研究模型及框架的构建。一方面,研究证实了医患共同决策与医师对新技术使用之间的直接关联与间接关联,验证了该模型在中国医患关系研究及医学技术扩散过程中的适用性;另一方面,研究在纳入模型中相关指标的同时,也纳入了医患对决策模式一致性的评价指标,该指标在模型中的具体作用有待更大量的研究来进一步证实。

第八章

技术层面的医学新技术转化应用因素分析

一、研究目的

本章通过对心内科、妇产科科室医师的定量调查,从医师对医学新技术的循证依据的获取来源、循证依据的选择标准、医师对新技术使用后的感知以及药物涂层支架与高通量基因测序具体技术的卫生技评估证据的总结几个方面系统分析技术层面在新技术引进过程中相关因素,为后续模型的构建提供研究依据。

二、研究内容

(1)分析并描述医师对新技术循证依据的获取来源、选择标准及重要性评价。

(2)描述并分析医师对新技术使用后的感知。

(3)总结并分析药物涂层支架与高通量基因测序具体技术的卫生技评估证据,为卫生技术评估证据的系统分析提供证据总结。

(4)探究并分析技术层面影响医学新技术临床应用的相关因素。

三、研究方法

(一)现场调查资料收集方法

本研究自 2016 年 6 月至 2016 年 9 月对于样本医院医师开展调查。调查过程中,所有被调查患者均被要求完成课题组设计的调查问卷,对新技术循证依据的获取来源、证据的选择标准及医师对技术使用后的感知进行主观性评价。

(二)文献研究方法

本研究选择 CNKI、PubMed 数据库检索 1993—2016 年药物涂层支架相关文献,在 CNKI 中以"支架""药物洗脱支架""药物涂层支架"为检索词,在 PubMed 中以"stent""drug eluting stents"作为检索词,来检索与支架相关的指南。

(三) 研究框架

在技术扩散领域,Rogers 模型认为影响医师对技术最终是否接纳的首要因素是技术的相对优势、技术的可兼容性、技术的复杂性、技术的可观测性与可试验性,具体到医学新技术的扩散过程中。本研究通过文献分析认为医师对新技术的使用行为最直接的影响因素为技术本身的安全性、有效性、经济型、伦理性及与其他系统的兼容性与易学性。

根据 Rogers 技术扩散模型结合技术接纳的时间,可以将技术传播过程的技术接纳者分为创新者、早期使用者、早期从众者、后期使用者及落后者。其中,创新者是指具有冒险精神、将该新技术引入所在地区的领导者,而创新者不会对后续使用者的使用行为产生影响;早期使用者作为意见领袖会积极推动技术的接纳行为,引发和引爆趋势,其具有较高的社会经济地位与较强的社会网络连带。本研究将 Rogers 技术扩散模型与卫生技术评估进行结合,探究在不同时段卫生技术评估证据的强度与接纳者的数量之间的关系,进而明晰在我国临床对新技术的使用过程中卫生技术评估证据所起作用,为相关卫生决策提供依据。

(四) 资料分析方法

1. 描述性分析　临床医师对新技术的循证依据的获取来源、选择标准、重要性评价及技术使用后的感知进行现状描述。

2. 相关性分析　研究对于不同时段的医师对药物涂层支架及高通量基因测序技术的使用量与卫生技术评估证据的强度进行相关性分析,探究卫生技术评估在新技术临床转化应用中的作用。

3. 多因素分析　为探究技术因素与医师最终的新技术使用选择的关联性,研究通过二项 Logistic 回归分析医师对新技术最终接纳与否的相关技术层面因素。

四、研究结果

(一) 临床医师对于循证依据的获取来源

临床医师在新技术使用过程中相关循证依据的使用情况分析如表 8-1 所示。对药物涂层支架技术而言,心内科临床医师使用频率最高的途径分别是国内外学术期刊、科室培训及国内同行交流(非学术会议上);对高通量基因测序技术而言,妇产科医师使用频率最高的途径分别是科室培训、同医院同事介绍及国内外学术期刊;而对其他科室医师而言,对新技术使用频率最高的途径分别是科室培训、国内外学术期刊及同医院同事介绍。对于医药/器械生产商和供应商及专业学会/协会介绍的推动,各种类的临床医师总体评价相对较高;而对于国外同行交流,对政府相关部门网站介绍及国外新兴技术网站等方式,临床医师的使用频率还相对较低。

表8-1　临床医师对相关循证依据的使用频率打分($\overline{X} \pm S$)

比较项	心内科医师	妇产科医师	通用问卷	总体情况
大众传媒/杂志广告	1.74±1.15	2.18±1.15	2.65±1.32	2.39±1.31
国内外学术期刊	2.69±1.16	2.37±1.10	3.05±1.14	2.87±1.17
科室培训	2.67±1.12	2.45±1.18	3.50±0.98	3.18±1.13
医药/器械生产商和供应商	2.15±1.10	2.19±1.17	2.52±0.99	2.40±1.05
国内外学术会议	2.29±0.94	2.01±0.99	2.42±0.88	2.33±0.92
同医院同事介绍	2.24±1.18	2.41±1.30	2.73±0.12	2.59±1.18
国内同行交流(非学术会议上)	2.36±1.16	2.26±1.22	2.52±1.08	2.45±1.12
国外同行交流(非学术会议上)	1.75±1.04	1.70±1.06	1.72±1.02	1.73±1.03
政府相关部门网站(如国家食品药品监督管理局)	1.41±0.78	1.81±1.09	1.78±1.01	1.72±1.00
国外新兴技术网站(如EuroScan等)	1.71±0.97	1.75±1.13	1.70±1.03	1.71±1.04
专业学会/协会介绍	2.03±0.98	1.99±0.94	2.15±1.00	2.10±0.98

临床医师对新技术相关循证依据的重要性评价如表8-2所示。对药物涂层支架来讲,心内科医师对获取相关途径的重要性评价得分相对较高的为国内外学术期刊、科室培训及国内外学术会议;对高通量基因测序来讲,妇产科的医师对获取相关信息途径重要性评价最高的分别是国内外学术期刊、科室培训及国内外学术会议;而其他科室临床医师对获取新技术的使用重要性评价最高的途径与上述一致,均为国内外学术期刊、科室培训及国内外学术会议。对于医药/器械生产商和供应商及专业学会/协会介绍的推动,各种类的临床医师总体评价相对较高,而对于政府相关部门网站及国外新兴技术网站介绍的重要性评价相对较低。

表8-2　临床医师对相关循证依据重要性评价($\overline{X} \pm S$)

比较项	通用问卷	心内科医师	妇产科医师	总体情况
大众传媒/杂志广告	2.65±1.20	2.27±1.13	2.89±1.22	2.63±1.20
国内外学术期刊	3.76±1.01	3.43±1.13	3.45±1.01	3.65±1.04
科室培训	3.76±0.93	3.45±1.05	3.42±1.14	3.65±1.00
医药/器械生产商和供应商	3.00±0.94	2.80±1.21	2.81±1.09	2.94±1.02
国内外学术会议	3.71±1.00	3.32±1.20	3.17±1.16	3.56±1.08
同医院同事介绍	3.11±1.04	2.98±1.18	2.96±1.13	3.06±1.08
国内同行交流(非学术会议)	3.34±1.02	3.02±1.19	3.13±1.22	3.25±1.09
国外同行交流(非学术会议)	2.92±1.28	2.68±1.34	2.99±1.29	2.89±1.29
政府相关部门网站(如国家食品药品监督管理局)	2.67±1.24	2.36±1.19	2.72±1.23	2.63±1.23
国外新兴技术网站(如EuroScan等)	2.68±1.25	2.68±1.33	2.65±1.31	2.68±1.27
专业学会/协会介绍	3.18±1.18	2.98±1.36	2.92±1.21	3.10±1.22

临床医师对现有信息渠道满足相关信息需求的主观评价如表8-3所示。无论心内科医师、妇产科医师,还是其他科室的医师,约40%的临床医师对现有的信息渠道的满足程度一般,对满足与不满足的评价比例相当。

表8-3　现有的信息渠道对满足相关信息获取的程度[单位:人(%)]

比较项	非常不能满足	比较不满足	一般	比较满足	非常满足
心内科医师	17(11.00)	31(20.00)	62(40.00)	38(24.50)	7(4.50)
妇产科医师	22(13.20)	24(14.40)	77(46.10)	40(24.00)	4(2.40)
通用问卷	66(11.80)	121(21.60)	246(43.90)	115(20.50)	12(2.10)
总体情况	105(11.90)	176(20.00)	385(43.70)	193(21.90)	23(2.60)

临床医师对新技术相关信息的获取渠道统计如表8-4所示。对药物涂层支架而言,主要的信息获取渠道为国内权威专业杂志(68.60%)、相关临床指南(61.40%)及国外权威专业杂志(58.80%);对高通量基因测序技术而言,主要的信息获取渠道为国内权威专业杂志(63.30%)、国外权威专业杂志(54.40%)及相关临床指南(50.00%);而对其他科室临床医师而言,新技术的主要获取渠道分别为国内专业杂志(73.80%)、相关临床指南(62.70%)及国

外专业杂志(57.90%)。

表8-4　临床医师对新技术相关信息的获取渠道[单位:人(%)]

比较项	通用问卷医师	心内科医师	妇产科医师	总体情况
国外专业杂志	323(57.9)	90(58.80)	86(54.40)	499(57.40)
国内专业杂志	412(73.80)	105(68.60)	100(63.30)	617(71.00)
灰色文献	38(6.80)	12(7.80)	15(9.50)	65(7.50)
在研的临床研究证据	136(24.40)	39(25.50)	35(22.20)	210(24.20)
国内外学术会议	304(54.50)	89(58.20)	65(41.10)	458(52.70)
教科书籍	272(48.70)	57(37.30)	62(39.20)	391(45.00)
调查研究报告(非学术文章)	77(13.80)	10(6.50)	20(12.70)	107(12.30)
相关临床指南	350(62.70)	94(61.40)	79(50.00)	523(60.20)
专家共识	300(53.90)	74(48.40)	55(34.80)	429(49.40)
互联网上的信息	123(22.10)	28(18.30)	28(17.70)	179(20.60)

　　新技术临床决策中相关证据的选择标准如表8-5所示。对药物涂层支架而言,心内科的医师选择过程中主要考虑证据的适用性(结果和结论在不同人群、地点的推广价值)(68.00%)、研究证据的内部真实性(方法、结果及结论)(56.20%)及研究证据的公正性(46.40%);对高通量基因测序技术而言,妇产科临床医师选择过程中主要考虑证据的适用性(结果和结论在不同人群、地点的推广价值)(63.40%),研究证据的内部真实性(方法、结果及结论)(51.60%)及研究证据是否来自经同行评审的杂志(45.30%);其他科室的临床医师主要考虑证据的适用性(结果和结论在不同人群、地点的推广价值)(74.10%)、研究证据的内部真实性(方法、结果、结论)(54.70%)及研究设计的可行性(54.50%)。

表8-5　新技术的临床决策中相关证据的选择标准[单位:人(%)]

比较项	心内科医师	妇产科医师	通用问卷	总体情况
研究证据是否来自经同行评议杂志	56(36.60)	73(45.30)	255(46.20)	384(44.30)
证据的适用性(结果和结论在不同人群、地点的推广价值)	104(68.00)	102(63.40)	409(74.10)	615(71.00)
研究证据的公正性	71(46.40)	70(43.50)	284(51.40)	425(49.10)

(续表)

比较项	心内科医师	妇产科医师	通用问卷	总体情况
研究证据是否为患者所关心的问题	40(26.10)	68(42.20)	223(40.40)	331(28.20)
研究设计的可行性	66(43.10)	72(44.70)	301(54.50)	439(50.70)
研究证据改变现有医学实践的可能性	57(37.30)	59(36.60)	265(48.00)	381(44.00)
研究证据的类型	49(32.00)	30(18.60)	176(31.90)	255(29.40)
研究证据本身的强度	57(37.30)	44(27.30)	174(31.50)	275(31.80)
研究证据的内部真实性(方法、结果及结论)	86(56.20)	83(51.60)	302(54.70)	471(54.40)
研究结果本身是否具有研究价值	43(28.50)	62(38.80)	213(38.60)	318(36.80)

(二) 临床医师对技术特性的感知

心内科临床医师对药物涂层支架特性的感知如表8-6所示。40个(62.50%)位临床医师认为药物涂层支架的疗效好,41个(64.00%)医师认为药物涂层支架的安全性较好,25个(39.10)临床医师认为支架的花费较低,但是仍有26.6%的医师认为支架的费用比较高,31个(48.40%)临床医师认为支架不会产生伦理方面的争论;而就药物涂层支架与其他系统的兼容性而言,39个(60.00%)医师认为支架与医院的其他系统是兼容的。另外,有高达43.80%的临床医师认为药物涂层支架学习起来相对容易。

表8-6 临床医师对于药物涂层支架的特性感知[单位:人(%)]

比较项	非常不同意	比较不同意	一般	比较同意	非常同意
疗效比较好	0(0.00)	5(7.80)	19(29.70)	25(39.10)	15(23.40)
安全性比较好	0(0.00)	3(4.70)	20(31.30)	26(40.60)	15(23.40)
花费比较低	4(6.30)	13(20.30)	22(34.40)	20(31.30)	5(7.80)
可减少伦理争论	2(3.10)	8(12.50)	23(35.90)	21(32.80)	10(15.60)
与其他系统兼容	4(6.20)	4(6.20)	18(27.70)	26(40.00)	13(20.00)
学习起来容易	1(1.60)	8(12.50)	27(42.20)	22(34.40)	6(9.40)

妇产科临床医师对高通量基因测序技术特性的感知如表8-7所示。44(37.70%)位临床医师认为高通量基因测序技术的疗效好,但是仍有49.60%的妇产科医师认为高通量基因测序技术的疗效一般;51个(43.90%)

临床医师认为高通量基因测序技术的安全性较好,仍有44.80%的临床医师认为高通量基因测序的安全性一般;51个(49.50%)临床医师认为高通量基因测序技术的花费较高,48个(39.00%)临床医师认为高通量基因测序不会产生伦理方面的争论;而就高通量基因测序与其他系统的兼容性而言,46.70%的医师认为高通量基因测序与医院的其他系统是兼容的。另外,有高达42.70%的妇产科医师认为高通量基因测序学习起来一般。

表8-7　临床医师对于高通量基因测序的特性感知[单位:人(%)]

比较项	非常不同意	比较不同意	一般	比较同意	非常同意
疗效比较好	2(1.70)	13(11.10)	58(49.60)	43(36.80)	1(0.90)
安全性比较好	3(2.60)	10(8.60)	52(44.80)	47(40.50)	4(3.40)
花费比较低	17(14.50)	41(35.00)	39(33.30)	19(16.20)	1(0.90)
可减少伦理争论	5(4.20)	24(20.30)	43(36.40)	42(35.60)	4(3.40)
与其他系统兼容	4(3.30)	15(12.30)	46(37.70)	55(45.10)	2(1.60)
学习起来容易	10(8.50)	23(19.70)	50(42.70)	33(28.20)	1(0.90)

其他科室临床医师对新技术特性的感知如表8-8所示。223个(57.50%)临床医师认为使用过的新技术疗效好;175个(45.20%)临床医师认为新技术的安全性较好,但是仍有高达43.20%的临床医师认为新技术的安全性不好;大部分(40.40%)临床医师认为新技术的花费一般,135个(34.70%)临床医师认为新技术不会产生伦理方面的争论;就新技术与其他系统的兼容性而言,255个(66.40%)临床医师认为支架与医院的其他系统是兼容的。另外,有35.70%的临床医师认为新技术学习起来相对容易。

表8-8　其他科室临床医师对于新技术的特性感知[单位:人(%)]

比较项	非常不同意	比较不同意	一般	比较同意	非常同意
疗效比较好	1(0.30)	21(5.40)	143(36.90)	178(45.90)	45(11.60)
安全性比较好	8(2.10)	37(9.60)	167(43.20)	139(35.90)	36(9.30)
花费比较低	30(7.80)	105(27.20)	156(40.40)	73(18.90)	22(5.70)
可减少伦理争论	14(3.60)	32(8.20)	208(53.50)	97(24.90)	38(9.80)
与其他系统兼容	1(0.30)	18(4.70)	110(28.60)	199(51.80)	56(14.60)
学习起来容易	5(1.30)	50(12.90)	194(50.10)	109(28.20)	29(7.50)

(三) 卫生技术评估在医学新技术的使用过程中的作用

通过对卫生技术的认知评价,在接受调查的 550 名医师中,仅有 19 个 (3.50%)医师完全了解卫生技术评估的概念,听说过但不是很了解的医师占 48.4%,另外高达 48.2%的样本医师完全不了解卫生技术评估。

为探究临床医师对新技术的采纳情况与循证证据的匹配程度,本研究以 所调查的心内科与妇产科临床医师为研究样本,以样本临床医师在不同年份 初次使用药物涂层支架/高通量基因测序技术的比例作为医师新技术使用情 况的代表,以药物涂层支架/高通量基因测序技术的中英文文献数量作为循证 依据的强度代表,分析两者之间的匹配情况。

不同时段临床医师对药物涂层支架使用情况与中文文献数量对比如 图 8-1 所示。研究在 CNKI 数据库中以"药物涂层支架"与"药物洗脱支架"为 主题词检索了 2002—2016 年的相关文献,共检索到 5 128 篇相关文献,2000— 2016 年的相关文献分布如图 8-1 所示。总体来讲,2000—2010 年药物涂层 支架的使用呈逐年上涨的形势,而 2010—2016 出现了一定程度的下滑。中文 文献的相关证据情况与该趋势基本一致,近年来处于逐渐下降的趋势。

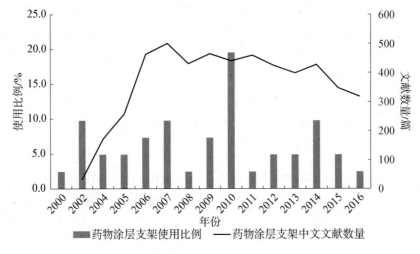

图 8-1　不同时段临床医师药物涂层支架使用情况与中文文献数量对比

不同时段临床医师药物涂层支架使用情况与英文文献数量对比如图 8-2 所示。研究在 PubMed 数据库中以"drug eluting stents"为主题词检索了 2000—2016 年的相关文献,共检索到 8 135 篇相关文献。从英文文献检索的 结果来看,2000—2010 年药物涂层支架的使用呈逐年上涨的形势,而 2010—

2016 出现了一定程度的平稳趋势，英文文献的相关证据情况基本与该趋势一致，近年来处于逐渐下降的趋势。

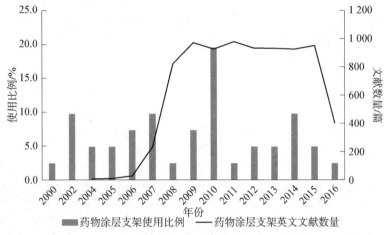

图 8-2　不同时段临床医师药物涂层支架使用情况与英文文献数量对比

　　不同时段临床医师高通量基因测序使用情况与中文文献数量对比如图 8-3 所示。研究在 CNKI 数据库中以"高通量基因测序"与"二代基因测序"为主题词检索了 2002—2016 年的相关文献，共检索到 126 篇相关文献。从中文文献检索的结果来讲，高通量基因测序的使用量逐年上涨，2013 年之后呈现大幅度的上涨，与该技术的使用比例随年份的变化趋势一致。

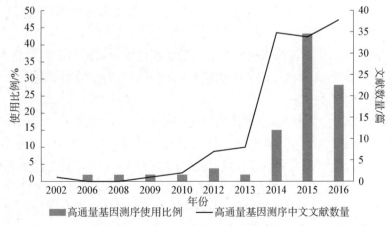

图 8-3　不同时段临床医师高通量基因测序使用情况与中文文献数量对比

不同时段临床医师高通量基因测序使用情况与英文文献数量对比如图8-4所示。研究在 PubMed 数据库中以"non-invasive prenatal testing"为主题词检索了 2002—2016 年的相关文献，共检索到 418 篇相关文献。从英文文献检索的结果来看，高通量基因测序的使用量逐年上涨，2013 年之后呈现大幅度的上涨，与该技术的使用比例随年份的变化趋势一致。

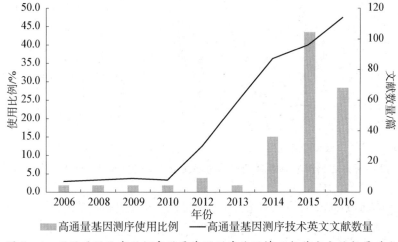

图8-4　不同时段临床医师高通量基因测序使用情况与英文文献数量对比

(四) 技术层面影响医师对新技术使用的相关因素分析

为探究医师对新技术的使用行为的相关技术层面因素，本研究通过相关性分析及回归分析发现技术层面影响医师新技术使用行为的相关因素如下所述。

研究发现医师对新技术获取渠道的满意程度评价对医师新技术的使用行为具有正向的影响($P<0.05$)，表明医师对相关信息的获取渠道越充足，越倾向于使用医学新技术。

医师的技术感知与新技术使用行为的相关性分析如表8-9所示。医师对新技术的使用行为仅与医师对新技术的有效性感知($P<0.01$)及安全性感知($P<0.01$)具有相关关系，而与费用的感知($P>0.05$)及伦理性的感知($P>0.05$)并不具有相关性。医师对新技术的安全性的感知($P<0.01$)、对费用的感知($P<0.01$)、对伦理性的感知($P<0.01$)及对技术的有效性的感知($P<0.01$)之间均具有两两的相关关系。

表 8‑9　医师的技术感知与使用行为的相关性分析

比较项	有效性	安全性	花费	伦理性	新技术使用行为
有效性	1.00				
安全性	0.79**	1.00			
花费	0.47**	0.45**	1.00		
伦理性	0.44**	0.44**	0.41**	1.00	
新技术使用行为	0.12**	0.04*	-0.01	0.02	1.00

** $P<0.01$。

　　医师的技术感知与新技术使用行为的回归分析如表 8‑10 所示。医师对新技术的使用行为仅与医师对新技术的有效性感知（$P<0.01$）及安全性感知（$P<0.01$）具有回归关系，而与对费用的感知（$P>0.05$）及对伦理性的感知（$P>0.05$）并不具有回归关系。该分析结果表明医师对新技术的有效性的感知越好，越倾向于使用新技术；医师对新技术的安全性感知越好，越倾向于使用新技术。

表 8‑10　医师的技术感知对医师使用新技术的回归分析

比较项	偏回归系数	标准误	P 值	OR
有效性	0.62	0.16	<0.001	1.85
安全性	0.34	0.17	0.04	1.71
花费	-0.18	0.13	0.17	0.84
伦理性	-0.01	0.11	0.99	1.00

五、讨论

（一）本研究的特点

　　在应用相对较多的已有技术扩散理论，如 Rogers 技术扩散理论、理性行为理论、计划行为理论以及技术接纳理论中，部分理论及研究考虑到了技术的特性对技术扩散及医师、医院行为的影响。如 Rogers 技术扩散理论考虑了技术的相对优势、兼容性、复杂性、可测试性及可观测性对于使用者使用行为的影响，但是上述理论模型均是在商业产品技术扩散过程中形成的理论模型，将其应用于研究医学新技术，由于医学技术的特殊性质，上述理论模型存在某些不适用性。因此，本研究在部分维度对技术扩散理论模型进行了特殊指标的选取。在新技术的特性方面,本研究充分考虑了技术的特殊性,纳入技术的安全性、有效性、经济性及社会伦理适应性指标作为解释指标。

此外,随着医学模式由传统医学向循证医学及精准医学模式转变,临床医师的决策方式也由传统的决策模式向循证决策模式转变,循证的卫生技术评估证据显得尤为重要。本研究在上述技术特性分析的基础上,通过对药物涂层支架及高通量基因测序技术的具体分析,总结国内外文献的历年发展趋势与本研究的医师使用比例,探究卫生技术评估证据在新技术使用过程中的作用。

(二) 医师在新技术使用过程中首先考虑技术的安全性与有效性

通过分析发现,临床医师对循证依据的获取途径主要是国内外学术期刊、科室培训、国内外学术会议、国内同行交流及同医院同事介绍,具备充足的信息渠道可以促进医师对于新技术的使用。究其原因,能获得足够的信息可以帮助临床医师更好地获取技术的安全性、有效性等技术特性方面的信息,进而才能根据患者的具体情况进行技术选择。

在技术特性的感知方面,在药物涂层支架技术的使用过程中,除了有部分医师认为支架的费用相对较高外,大部分医师还是认为支架的安全性好、疗效较好,不会产生伦理争议,与其他系统是兼容的,学习起来相对容易;而在高通量基因测序技术方面,大部分医师认为该技术的花费较高,其他方面均比较优,而这与我们文献研究及定性访谈的结果均是一致的。同样对于技术的安全性、有效性的感知越好,医师越愿意使用新技术。究其原因,可能是由于新技术的临床使用时间相对较短,对于技术的使用经验并不是很充分,医师对技术的使用风险较大,加上技术早期相关研究证据并不充分。因此,医师会首先要考虑技术的安全性与有效性作为其新技术使用的主要考虑依据,而技术的花费等相关指标可能在技术相对成熟之后也会成为医师是否使用该技术的考虑因素。

(三) 卫生技术评估研究证据与医师对新技术的使用具有一致性

通过中文文献与使用药物涂层支架的医师人数关联性分析发现,2000—2010 年间技术的使用人数不断上升,与此同时,技术的中文文献数量也不断增加,而 2010 年之后该技术的使用人数出现了一定程度的平稳和下降趋势,中文文献的数量也出现了下降。通过英文文献与使用药物涂层支架的医师人数关联性分析发现 2000—2010 年之间技术的使用人数不断上升,与此同时,技术的英文文献数量也不断增加,而 2010 年之后该技术的使用人数出现了一定程度的平稳下降趋势,英文文献的数量也出现了平稳和下降的趋势。通过中文文献与使用高通量基因测序技术的医师人数关联性分析发现,2006—2016年高通量基因测序技术的使用人数逐年上升(2016 年为半年数据),中文文献的数量也呈现逐年上升的趋势。在英文文献与使用高通量基因测序技术的医师人数关联性分析中也得出了同样的结论。

卫生技术评估研究证据与医师新技术使用情况的关联性分析结果显示:在新技术的使用过程中,虽然相关的研究证据相对较少,但是研究证据对医师新技术的使用还是起了一定的作用,表明虽然我国尚未建立完整的卫生技术评估体系,对新技术的卫生技术评估更是相对较少,但是该研究一定程度上验证了目前在临床医师的临床实践过程中,还是存在这种循证依据的使用模式的。

第九章

医学新技术转化应用的定量模型构建

一、研究目的

本章通过对心内科、妇产科科室及其他临床科室医师的定量调查,基于本研究前几章节的结果,从社会经济特点、医院特点、医院社会网络、医师自身因素、医师收益、企业影响力、行业协会/学会影响、技术特性、卫生技术评估证据及医师社会网络及患者因素等几个维度,分别系统构建基于医师使用行为的医学新技术、药物涂层支架及高通量基因测序技术转化应用定量模型与基于患者使用行为的医学新技术转化应用定量模型。

二、研究内容

本章内容立足于本研究前几章节的分析结果,完成以下几个任务。

(1) 构建基于医师使用行为与基于患者使用行为的医学新技术转化应用定量模型。

(2) 构建基于医师使用行为的药物涂层支架转化应用定量模型。

(3) 构建基于医师使用行为的高通量基因测序技术转化应用定量模型。

(4) 基于本章构建的定量模型,为医学新技术的最终概念模型构建提供依据。

三、研究理论模型

本章模型的构建基于 Rogers 技术扩散理论,其认为影响新技术扩散的 5 个因素分别是时间、社会系统、传播渠道、技术本身以及决策的类型。该理论模型研究在 Rogers 五大维度因素的基础上,认为卫生技术评估证据、医师社会网络及患者因素对医师新技术的使用也会产生影响。此外,本研究与其他国内外研究的不同之处在于,本研究在构建基于医师使用行为的模型基础上,认为医学技术最终的受体为患者。因此,研究再次构建基于患者使用行为的新技术转化应用模型。

四、研究方法

(一)数据收集方法

本研究自 2016 年 6 月至 2016 年 9 月对样本医院医师开展调查。在调查过程中,所有被调查医师均被要求完成课题组设计的调查问卷,课题组调查人员给予现场的填写指导,并在 24 小时之内将调查问卷提交给调查员。对于基于医师使用行为的转化应用模型,本研究所运用的数据库为 19 家医院 912 名临床医师的数据库。除此之外,本研究还对样本医师及其治疗患者展开了一对一的调查,共计 410 例。因此,对于基于患者使用行为的转化应用模型,本研究使用的是一对一匹配的医师-患者数据库。

(二)数据分析方法

1. 多水平模型　层次结构数据为一种非独立数据,即某观察值在观察单位间或同一观察单位的各次观察间不独立或不完全独立,其大小常用组内相关(intra-class correlation,ICC)来度量。经典的线性模型只对某一层数据的问题进行分析,而不能将涉及两层或多层数据的问题进行综合分析,但有时某个现象既受到"水平 1"变量的影响,又受到"水平 2"变量的影响,还受到两个水平变量的交互影响(cross-level interaction)。

20 世纪 80 年代中后期,英、美等国教育统计学家开始探讨分析层次结构数据(hierarchically structured data)的统计方法,并相继提出不同的模型理论和算法。多水平模型(multilevel models)最先应用于教育学领域,之后用于心理学、社会学、经济学、组织行为与管理科学等领域,逐步应用于医学及公共卫生等领域。

多水平模型将单一的随机误差项分解到与数据层次结构相应的各水平上,具有多个随机误差项并估计相应的残差项方差及协方差。构建与数据层次结构相适应的复杂误差结构,这是多水平模型区别于经典模型的根本特征。多水平分析的概念为人们提供了一个框架,即可将个体的结局联系到个体特征以及个体所在环境或背景特征进行分析,从而实现研究的事物与其所在背景的统一。尤其是在本研究中,医师对新技术的使用过程一方面受到本人及直接利益相关人员的影响,另一方面受到医院对新技术引进的情况及医院利益相关组织等组织的影响;此外,其还受到当地的社会发展、文化水平、经济发展水平及相关政策等宏观行为的影响。

具体来讲,多水平模型的构建包含运行空模型、将"水平2"解释变量纳入空模型、将"水平1"解释变量纳入空模型、检验"水平1"随机斜率、检验跨层交互作用等几个步骤。

(1) 空模型:空模型的结果可以说明总结局测量变异中多大程度是由组内变异引起,多大程度是由组间变异引起。微观和宏观来源的结局测量变异可以用来计算组内相关系数(ICC)。

(2) 将"水平2"解释变量纳入空模型:模型称为带宏观解释变量主效应的随机截距模型。与空模型比较,该模型具有相同的随机成分,但固定效应不同。

(3) 将"水平1"解释变量纳入空模型:该模型称为随机截距模型。与带宏观解释变量主效应的随机截距模型相比,其有相同的随机效应,但是固定效应不同。

2. 多元回归分析　为进一步检验多水平回归分析的结果,探究其对医师及患者新技术使用行为的真实性,本研究进一步通过一水平的多元回归分析进行比较。

(三) 指标纳入情况

无论是基于医师使用行为的模型构建,还是基于患者使用行为的模型构建,本研究所涉及的因变量均是"是否使用过新技术"。在医师使用行为层面,"是否使用过新技术",使用过 = 1,未使用过 = 0;在患者的使用行为层面,由于患者获取信息的不对称性,患者得知该技术是否是新技术一般通过医师的告知,因此在本研究中,患者如果使用过医师告知的新技术,则该因变量为 1,未使用过为 0。

本研究根据前几章节的研究结果,总结归纳了以下可能影响医师及患者对新技术的使用行为的因素,分别设计组织层面(表 9 - 1)及个人层面(表 9 - 2)。

1. 组织层面　由于研究样本医院仅有 19 家,本研究限于样本的数量,对于高层次指标,如当地的社会经济发展指标,归为组织层面的指标。因此,组织层面指标涉及社会经济特点(当地人均 GDP、当地人口增速、当地教育水平、当地人均期望寿命及当地医院数量)、医院特点(是否为教学医院、医院级别、医院固定资产、医院年诊疗人次及医院医师数量)及医院的组织社会网络(程度中心性、中介中心性)3 个维度的相关指标,具体赋值情况如表 9 - 1 所示。

表 9‑1　组织层面相关指标

变量分类	变量名称	赋值情况
社会经济特点	当地人均 GDP	连续变量(元)
	当地人口增速	连续变量(%)
	当地教育水平	高中以上人口所占比例(%)
医院特点	当地人均期望寿命	该市人均期望寿命(岁)
	当地医院数量	该市同级别医院数量(家)
	医院地理位置	省会城市(直辖市)=1;地级市=2;区=3;县(县级市)=4
	是否为教学医院	是=1,否=0
	医院级别	三级医院=1,二级医院=0
	医院固定资产	2015 年医院固定资产,连续变量(元)
	医院年诊疗人次	2015 年医院诊疗人次,连续变量(人次)
	医院医师数量	2015 年医院医师数量,连续变量(个)
医院社会网络	程度中心性	连续变量
	中介中心性	连续变量

2. 个人层面　该层面涉及医师自身因素(性别、年龄、职称、工作年限及对新技术的态度)、医师收益("会减轻我的焦虑""可为我带来收益及不会影响我的安全")、企业影响力(感知企业影响力)、行业协会/学会影响(感知行业协会/学会影响力)、技术特性(感知技术的效果、感知技术的安全性)、卫生技术评估证据(研究证据充分程度、对卫生技术评估的了解)、医师社会网络(网络规模、网络密度、网络程度中心性及网络中介中心性)几个维度进行分析,具体如表 9‑2 所示。由于技术特性、卫生技术评估及利益相关者的推动为医师感知到的行为,本研究将其归类于医师层面,而对于患者因素,虽未经患者自身填写,但由于其与医师 1∶1 匹配,所以本研究也将患者相关因素归类于个人层面(表 9‑2)。

表 9‑2　个人层面相关指标

变量分类	变量名称	赋值情况
医师自身因素	性别	男=1,女=2
	年龄	连续变量(岁)
	职称	无=1;住院医师=2;主治医师=3;副主任医师=4;主任医师=5

（续表）

变量分类	变量名称	赋值情况
	工作年限	连续变量/年
	对新技术的态度	非常不支持 = 1；比较不支持 = 2；一般 = 3；比较支持 = 4；非常支持 = 5
医师收益	会减轻我的焦虑,可为我带来收益 不会影响我的安全	非常不同意 = 1；比较不同意 = 2；一般 = 3；比较同意 = 4；非常同意 = 5
企业影响力	感知企业影响力	非常小 = 1；比较小 = 2；一般 = 3；比较大 = 4；非常大 = 5
行业协会/学会影响	感知行业协会/学会影响力	非常小 = 1；比较小 = 2；一般 = 3；比较大 = 4；非常大 = 5
技术特性	感知技术的效果 感知技术的安全性	非常差 = 1；比较差 = 2；一般 = 3；比较好 = 4；非常好 = 5
卫生技术评估证据	研究证据充分程度	非常不满足 = 1；比较不满足 = 2；一般 = 3；比较满足 = 4；非常满足 = 5
	对卫生技术评估的了解	完全了解 = 1；听说过,但不了解 = 2；完全不了解 = 3
医师社会网络	网络规模	连续变量
	网络密度	连续变量
	网络程度中心性	连续变量
	网络中介中心性	连续变量
患者因素	性别	男 = 1,女 = 2
	户籍地	农村 = 1,城市 = 2
	疾病年限	连续变量(年)
	家庭年均收入	连续变量(万元)
	对决策过程的满意度	非常不满意 = 1；比较不满意 = 2；一般 = 3；比较满意 = 4；非常满意 = 5
	对新技术的认知	非常不了解 = 1；比较不了解 = 2；一般 = 3；比较了解 = 4；非常了解 = 5
	患者参与决策得分	连续变量,得分越高医患共同决策水平越高
	医患共同决策形式	医患共同决策 = 1,非医患共同决策 = 0

五、研究结果

（一）医学新技术转化应用模型构建

1. 基于医师使用行为的模型构建

（1）多水平 Logistic 回归分析：根据多水平回归分析的相关步骤,本研究分别通过模型的拟合、纳入组织层面的解释变量及纳入个人层面的解释变量3个步骤对医学新技术转化应用的模型进行构建,具体如下文所示。在医师使用行为的医学新技术转化应用模型构建中所运用到的数据库为本研究所调查的19家医院912名临床医师的数据库。因变量为医师是否使用过医院引进1~2年之内的新技术,如果使用过,则因变量的值为1,如果未曾使用过,则因变量的值为0。

1) 拟合空模型:研究纳入医院编码,进行多层回归分析,通过空模型的拟合发现截距项方差估计值为0.49,统计检验截距项方差在不同医院之间的差异具有统计学意义($P<0.001$,见表9-3)。

表9-3　基于医师使用行为的医学新技术转化因素的空模型

参数	估计值	标准误	Z 值	P 值
截距项方差	0.49	0.13	15.27	<0.001

多层Logistic回归模型的组间变异也可以用估计的组内相关系数(ICC)进行评估,是组间异质和组内同质的指示性指标。因Logistic回归模型的残差项方差为$\pi^2/3$,所以本研究的ICC计算如下所示(公式9-1)。ICC=0.1296,表明在结局变量中约有12.96%的变异是由医院的不同引起的;数据存在相当程度的组间异质性或组内同质性,说明不同医院之间在新技术的使用过程中确实存在差异。这提示我们需要构建多水平分析模型。

$$\text{ICC} = \frac{\sigma_{u_0}^2}{\sigma_{u_0}^2 + \pi^2/3} = \frac{0.49}{0.49 + 3.29} = 0.1296 \qquad (\text{公式} 9-1)$$

2) 纳入第二水平解释变量:通过前几章节的相关性分析及单因素分析,本研究纳入当地人均GDP与医院级别两个指标代表社会发展与组织层面因素。通过空模型的分析发现,截距项、当地人均GDP、医院级别及总残差均有统计学意义($P<0.05$),说明医院级别及当地人均GDP的差异在一定程度上均会影响医师对新技术的使用行为(表9-4)。

表9-4　基于医师使用行为的医学新技术转化因素的第二水平解释变量

参数	估计值	标准误	Z 值	P 值
截距项	2.11	0.24	8.65	<0.001
当地人均GDP	7.16	3.09	2.32	0.02
医院等级	0.21	0.17	1.98	0.04

3) 纳入第一水平解释变量:在纳入第二水平变量的基础上,研究再次纳入第一水平变量。根据前几章节的分析结果,本部分共纳入第一水平的解释变量 17 个,分别为医师自身因素(性别、职称、工作年限及对新技术的态度)、传播途径(使用之前是否已有医师使用、与医师同事交流的频率)、推动力(企业的影响力、行业协会/学会影响)、新技术的特性(新技术的有效性、新技术的安全性)、卫生技术评估(研究证据的充分程度、对卫生技术评估的认知)、医师受益情况(使用新技术可减轻职业焦虑、使用新技术带来收益、使用新技术不会对医师的人身安全产生威胁)几个维度(表 9-5)。通过 LR 检验,发现模型拟合良好($P<0.05$)。在所纳入的 17 个第一水平因素中,使用之前是否已有医师使用($P<0.05$)、与医师同事交流的频率($P<0.05$)、新技术的有效性($P<0.05$)、新技术的安全性($P<0.05$)4 个因素与医师对新技术的使用行为呈正向关系。表明:在控制当地经济发展水平及医院级别等组织因素影响的情况下,如果使用新技术之前已有医师使用过该新技术,则医师更容易接纳;与同事之间的交流频率越高,医师对新技术越容易接纳。医师的性别($P<0.05$)、医师对卫生技术评估的了解程度(值越小,对卫生技术评估的了解程度越高)($P<0.05$)2 个因素负向影响医师对医学新技术的使用行为。表明:在控制其他组织变量及个人层次变量的情况下,男性更容易接纳新的技术;对卫生技术评估越了解则越倾向于使用医学新技术。

表 9-5　基于医师使用行为的医学新技术转化因素的多层模型

指标类别	参数	估计值	标准误
固定效应			
社会及组织因素	截距项	-2.06	3.03
	当地人均 GDP	0.73**	0.25
	医院级别	-0.90	1.25
医师因素	性别	-1.13*	0.48
	职称	1.07*	0.48
	工作年限	0.09	0.06
	对于新技术的态度	0.38	0.39
传播途径	使用之前是否有医师使用	0.76*	0.29
	与医师交流的频率	0.95**	0.31
推动力	企业的影响力	-0.04	0.54
	行业协会/学会影响	0.12	0.31

（续表）

指标类别	参数	估计值	标准误
新技术特性	新技术的有效性	0.99*	0.36
	新技术的安全性	0.81*	0.37
卫生技术评估	研究证据的充分程度	−0.23	0.28
	对卫生技术评估的了解程度	−1.46***	0.49
医师受益	使用新技术可减轻职业焦虑	−0.49	0.34
	使用新技术带来收益	0.41	0.31
	使用新技术不会对医师的人身安全产生威胁	0.09	0.22
随机效应	$\sigma_{u_0}^2$（第二水平）	1.14**	1.52
	σ_e^2（第一水平）	0.49**	0.17

* $P<0.05$, ** $P<0.01$, *** $P<0.001$。

（2）Logistic 回归分析：在本研究的多水平分析模型中，由于其解释模型的运用在一定程度上会损失部分缺失数据的分析样本，同时二水平的解释仅占 12.96％，因此，本研究在多水平 Logistic 分析的基础上也引入了普通的 Logistic 回归分析。研究发现，当地人均 GDP（$P<0.001$）、职称（$P<0.05$）、使用之前是否已有医师使用（$P<0.01$）、新技术的有效性（$P<0.001$）、新技术的安全性（$P<0.05$）等因素均正向作用于医师对新技术的使用行为。表明：社会经济发展水平越高，医师越倾向于使用医学新技术；医师的职称越高，其使用新技术的可能性越高；使用新技术之前已有医师使用过该技术，医师越倾向使用新技术；对新技术有效性及安全性评价越高的医师越倾向于使用医学新技术。医师的性别（$P<0.05$）、医师对卫生技术评估的了解程度（值越小表示对卫生技术评估的了解程度越高）（$P<0.01$）2 个因素负向影响医师对医学新技术的使用行为。表明：在控制其他变量的情况下，男性更容易接纳新的技术；对卫生技术评估越了解则越倾向于使用医学新技术。模型检验发现该模型调整后的 $R^2=43.32\%$，表明该模型对总体变异的解释力度为 43.32％（表 9-6）。

表 9-6　基于医师使用行为的医学新技术转化因素的多层模型

指标类别	参数	估计值	标准误
固定效应			
社会及组织因素	截距项	1.10	2.29

（续表）

指标类别	参数	估计值	标准误
	当地人均 GDP	0.36***	0.76
	医院级别	−0.05	0.42
医师因素	性别	−0.99*	0.40
	职称	0.91*	0.40
	工作年限	0.03	0.05
	对新技术的态度	0.21	0.29
传播途径	使用之前是否已有医师使用	0.74**	0.25
	与医师同事交流的频率	0.64*	0.24
推动力	企业的影响力	−0.27	0.44
	行业协会/学会影响	0.20	0.25
新技术特性	新技术的有效性	1.02***	0.33
	新技术的安全性	0.78*	0.34
卫生技术评估	研究证据的充分程度	−0.32	0.23
	对卫生技术评估的认知	−1.37**	0.41
医师受益	使用新技术可减轻职业焦虑	−0.43	0.29
	使用新技术带来收益	0.19	0.26
	使用新技术不会对医师的人身安全产生威胁	−0.03	0.19

* $P < 0.05$，** $P < 0.01$，*** $P < 0.001$。

（3）组织网络及医师社会网络对医师使用行为的影响：由于本研究对医师的个人中心网及医院的组织社会网络的调查样本有限（分别为 134 人与 11家医院），将社会网络的模型构建放入本研究的总体模型中势必会影响总模型分析的样本量，因此，研究将社会网络的内容单独进行多水平分析，通过定性访谈分析发现，影响新技术转化应用的因素除了医院及医师外，企业及行业协会/学会的推动力起非常重要的作用。研究将组织网络（医院程度中心性、医院中介中心性、协会程度中心性及企业程度中心性）作为组织社会网络指标纳入模型，而将医师网络程度中心性作为个人层面的指标纳入模型，具体如表 9-7 所示。LR 检验显示本研究的模型拟合效果较好（$P < 0.05$）。研究发现，组织网络中，医院的程度中心性与医师的新技术使用行为呈正向关系（$P < 0.05$），医院中介中心性与医师的新技术使用行为呈正向关系（$P < 0.05$），企业程度中心性与医师的新技术使用行为呈正向关系（$P < 0.05$），而医师个人的社会网络指标对于其使用行为并没有影响（$P > 0.05$）。

表 9-7　社会网络对医师使用新技术行为的影响多层模型

类别	参数	估计值	标准误	P 值
组织社会网络	组织网络医院程度中心性	1.78	0.72	0.01
	组织网络医院中介中心性	1.06	0.51	0.04
	组织网络协会程度中心性	0.46	0.78	0.56
	组织网络企业程度中心性	1.75	0.40	<0.01
医师社会网络	医师网络程度中心性	0.05	27.63	0.99

2. 基于患者使用行为的模型构建

（1）多水平 Logistic 回归分析：根据多水平回归分析的相关步骤，本研究分别通过模型的拟合、纳入组织层面的解释变量及纳入个人层面的解释变量 3 个步骤对医学新技术转化应用的模型进行构建，具体如下文所示。在医师使用行为的医学新技术转化应用模型构建中所运用到的数据库为本研究所调查的 19 家医院经过医师与其治疗患者 1∶1 配对得到的 410 对样本数据库，其中包含 119 对心内科医师与患者，70 对妇产科医师与患者及 221 对其他临床科室的医师与患者，因变量为患者是否使用过医师告知的新技术、药物涂层支架及高通量基因测序技术。如果患者在该医院使用过上述新技术，则因变量的值为 1；如果患者在该医院未曾使用过，则因变量的值为 0。

1）拟合空模型：研究纳入医院编码，进行多层回归分析，通过空模型的拟合发现截距项方差估计值为 1.58，统计检验截距项方差在不同医院之间的差异具有统计学意义（$P<0.001$），如表 9-8 所示。

表 9-8　基于医师使用行为的医学新技术转化因素的空模型

参数	估计值	标准误	Z 值	P 值
截距项方差	1.58	0.52	15.27	<0.001

多层 Logistic 回归模型的组间变异也可以用估计的组内相关系数（ICC）进行评估，其是组间异质和组内同质的指示性指标。因 Logistic 回归模型的残差项方差为 $\pi^2/3$，所以本研究的 ICC 计算如本研究方法部分所示。ICC＝0.3244，表明在结局变量中约有 32.44％ 的变异是由医院的不同而引起的；数据存在相当程度的组间异质性或组内同质性，说明不同医院之间在新技术的使用过程中确实存在差异。这提示我们需要构建多水平分析模型。

2) 纳入第二水平解释变量：通过本研究前几章节的相关性分析及单因素分析，本研究纳入当地人均 GDP 与医院级别两个指标代表社会发展与组织层面因素。通过空模型的分析发现，医院级别具有统计学意义（$P<0.05$），说明医院级别的差异在一定程度上会影响医师使用新技术的行为（表 9-9）。

表 9-9 基于医师使用行为的医学新技术转化因素的第二水平解释变量

参数	估计值	标准误	Z 值	P 值
截距项	0.95	1.03	0.92	0.36
当地人均 GDP	1.30	3.09	−0.09	0.93
医院等级	1.30	0.15	2.36	0.03

3) 纳入第一水平解释变量：在纳入第二水平变量的基础上，研究再次纳入第一水平变量。根据前几章节的分析结果，本部分共纳入第一水平的解释变量 22 个，分别为医师自身因素（性别、职称及对于新技术的态度）、传播途径（使用之前是否已有医师使用、与医师同事交流的频率）、推动力（企业的影响力）、新技术的特性（新技术的有效性、新技术的安全性及新技术的伦理性）、卫生技术评估（研究证据的充分程度）、医师受益情况（使用新技术可减轻职业焦虑、使用新技术带来收益）、患者因素（性别、户籍地、疾病年限、家庭年均收入、对决策过程的满意度、对新技术的认知、患者参与决策得分及医患共同决策形式）几个维度。通过 LR 检验，发现模型拟合良好（$P<0.05$）。在所纳入的 22 个第一水平因素中，医师的性别（$P<0.05$）、职称（$P<0.05$）、使用新技术带来收益（$P<0.05$）、患者家庭年均收入（$P<0.05$）、医患共同决策形式（医患共同决策 =1，其他 =0）（$P<0.05$）、对决策过程的满意度（$P<0.05$）、患者户籍所在地（$P<0.05$）、6 个因素与医师使用新技术的行为呈正向关系。表明：在控制当地经济发展水平及医院级别等组织因素影响的情况下，女性医师的患者更容易使用新技术；医师的职称越高，其患者越倾向于使用新技术；患者家庭年均收入越高、医患共同决策促进患者使用新技术；患者对决策过程越满意，其越容易接纳新技术；城市患者更倾向于使用新技术。二水平因素分析显示医院的级别对患者使用新技术也呈正相关关系，表明医院级别越高，患者越倾向于使用新技术，具体如表 9-10。

表 9‐10　基于患者使用行为的医学新技术转化因素的多层模型

指标类别	参数	估计值	标准误
固定效应			
社会及组织因素	截距项	6.93	2.30
	当地人均 GDP	0.96	0.48
	医院级别	0.76*	0.73
医师因素	性别	0.69*	0.42
	职称	0.58*	0.28
	对新技术的态度	−0.11	0.28
传播途径	使用之前是否已有医师使用	−0.21	0.25
	与医师交流的频率	0.14	0.27
推动力	企业的影响力	−0.11	0.24
新技术特性	新技术的有效性	0.21	0.27
	新技术的安全性	−0.30	0.28
	新技术的伦理性	−0.34	0.21
卫生技术评估	研究证据的充分程度	0.34	0.25
医师受益	使用新技术可减轻职业焦虑	−0.05	0.32
	使用新技术带来收益	0.13*	0.28
患者因素	性别	0.79*	0.40
	户籍地	−1.08*	0.42
	疾病年限	−0.03	0.16
	家庭年均收入	0.45*	0.22
	对决策过程的满意度	0.58*	0.24
	对新技术的认知	−0.35	0.27
	患者参与决策得分	0.00	0.03
	医患共同决策形式	1.57*	0.72
随机效应	$\sigma_{u_0}^2$（第二水平）	3.66**	0.67

$^*P<0.05,\ ^{**}P<0.01,\ ^{***}P<0.001$。

（2）Logistic 回归分析：在本研究的多水平分析模型中由于其解释模型的运用在一定程度上会损失部分缺失数据的分析样本,因此,本研究在多水平 Logistic 分析的基础上也引入了普通的 Logistic 回归分析,发现当地人均 GDP（$P<0.05$）、患者性别（$P<0.05$）、患者户籍地（$P<0.05$）、患者家庭年均收入（$P<0.05$）、医患共同决策形式（$P<0.05$）均正向作用于医师使用新技术的行为,表明:社会经济发展水平越高,患者越倾向于使用医学新技术;女性患者使用新技术的可能性更高;城市患者更倾向于使用新技术;家庭年收入越高的患

者越倾向使用新技术;医患共同决策促进患者使用新技术。模型检验发现该模型调整后的 $R^2 = 19.80\%$,表明该模型对于总体变异的解释力度为 19.80%,具体如表 9-11 所示。

表 9-11　基于患者使用行为的医学新技术转化因素的多层模型

指标类别	参数	估计值	标准误
固定效应			
社会及组织因素	截距项	6.94*	2.31
	当地人均 GDP	0.79*	0.75
	医院级别	0.91	0.48
医师因素	性别	0.73	0.43
	职称	-0.58	0.29
	对新技术的态度	-0.12	0.28
传播途径	使用之前是否已有医师使用	-0.20	0.25
	与医师交流的频率	0.14	0.28
推动力	企业的影响力	-0.10	0.25
新技术特性	新技术的有效性	0.21	0.27
	新技术的安全性	-0.28	0.28
	新技术的伦理性	-0.34	0.22
卫生技术评估	研究证据的充分程度	0.01	0.25
医师受益	使用新技术可减轻职业焦虑	-0.07	0.32
	使用新技术带来收益	0.11*	0.28
患者因素	性别	0.83*	0.40
	户籍地	1.11*	0.43
	疾病年限	-0.04	0.16
	家庭年均收入	0.44*	0.22
	对决策过程的满意度	0.60*	0.27
	对新技术的认知	-0.33	0.28
	患者参与决策得分	0.21	0.03
	医患共同决策形式	1.51*	0.72

* $P < 0.05$。

(二) 药物涂层支架转化应用模型构建——基于医师使用行为

1. 多水平 Logistic 回归分析　根据多水平回归分析的相关步骤,本研究分别通过模型的拟合、纳入组织层面的解释变量及纳入个人层面的解释变量 3 个步骤对药物涂层支架转化应用的模型进行构建。在医师使用行为的药物涂层支架转化应用模型构建中所运用的数据库为本研究所调查的 19 家医院 158 名心内科临床医师的数据库,因变量为医师是否使用过药物涂层支架,如果使用过,则因变量的值为 1,如果未曾使用过,则因变量的值为 0。

(1)拟合空模型:研究纳入医院编码,进行多层回归分析,通过空模型的拟合发现截距项方差估计值为 3.50,残差项方差为 1.10,统计检验截距项方差在不同医院之间的差异均具有统计学意义($P<0.001$),如表 9-12 所示。

表 9-12　基于医师使用行为的药物涂层支架转化因素的空模型

参数	估计值	标准误	Z 值	P 值
截距项方差	0.81	0.30	12.78	<0.001
残差项方差	1.10	0.11	3.79	0.03

多层 Logistic 回归模型的组间变异也可以用估计的组内相关系数(ICC)进行评估,是组间异质和组内同质的指示性指标,所以本研究的 ICC 计算如下所示(公式 9-2)。ICC=0.4210,表明在结局变量中约有 42.10% 的变异是由医院的不同而引起的。数据存在相当程度的组间异质性或组内同质性,说明不同医院之间在新技术的使用过程中确实存在差异。这提示我们需要构建多水平分析模型。

$$\mathrm{ICC}=\frac{\sigma_{u_0}^2}{\sigma_{u_0}^2+\sigma_{t_0}^2}=\frac{0.80}{0.80+1.10}=0.4210 \qquad (公式 9-2)$$

(2)纳入第二水平解释变量:通过本研究前几章节的相关性分析及单因素分析,本研究纳入当地人均 GDP 与医院级别两个指标代表社会发展与组织层面因素,通过空模型的分析发现,截距项、当地人均 GDP、医院级别及总残差均有统计学意义($P<0.05$),说明医院级别及当地人均 GDP 的差异,在一定程度上均会影响医师使用新技术的行为,具体如表 9-13 所示。

表 9-13　基于医师使用行为的药物涂层支架转化因素的第二水平解释变量

参数	估计值	标准误	Z 值	P 值
截距项	2.20	0.47	4.69	<0.001
当地人均 GDP	3.34	3.91	0.85	0.39
医院等级	1.66	0.41	4.10	<0.001
残差	1.12	0.09	—	<0.05

（3）纳入第一水平解释变量：在纳入第二水平变量的基础上，研究再次纳入第一水平变量。根据前几章节的分析结果，本部分共纳入第一水平的解释变量13个，分别为医师自身因素（性别、职称、工作年限及对于新技术的态度）、传播途径（与医师交流的频率）、推动力（企业的影响力、行业协会/学会影响）、新技术的特性（新技术的有效性、新技术的安全性）、卫生技术评估（研究证据的充分程度）、医师受益情况（使用新技术可减轻职业焦虑、使用新技术带来收益、使用新技术不会对医师的人身安全产生威胁）几个维度。通过 LR 检验，发现模型拟合良好（$P<0.05$）。在所纳入的13个第一水平因素中，性别（$P<0.01$）、与医师交流的频率（$P<0.01$）、新技术的有效性（$P<0.05$）、新技术的安全性（$P<0.05$）、使用新技术不会对医师的人身安全产生威胁（$P<0.05$）这5个因素均正向影响医师使用药物涂层支架的行为。表明：在控制当地经济发展水平及医院级别等组织因素影响的情况下，女性更容易接纳药物涂层支架；与同事之间的交流频率越高，医师对支架越容易接纳；对支架的安全性及有效性评价越高的医师越愿意使用该技术；越认为支架的使用不会给自己带来人身威胁的医师越容易使用该技术，而其他一水平因素对医师是否使用支架的行为不会产生影响（$P>0.05$），具体如表9-14所示。

表9-14　基于医师使用行为的药物涂层支架转化因素的多层模型

指标类别	参数	估计值	标准误
固定效应			
社会及组织因素	截距项	-0.92	1.48
	当地人均 GDP	0.12	0.40
	医院级别	-0.05	0.53
医师因素	性别	0.88*	0.42
	职称	-0.06	0.28
	工作年限	0.02	0.03
	对新技术的态度	-0.06	0.22
传播途径	与医师交流的频率	0.71**	0.22
推动力	企业的影响力	-0.21	0.28
	行业协会/学会影响	-0.09	0.19
新技术特性	新技术的有效性	0.62*	0.37
	新技术的安全性	0.70*	0.32
卫生技术评估	研究证据的充分程度	0.30	0.23

（续表）

指标类别	参数	估计值	标准误
医师受益	使用新技术可减轻职业焦虑	− 0. 02	0. 16
	使用新技术带来收益	− 0. 11	0. 15
	使用新技术不会对医师的人身安全产生威胁	0. 26*	0. 13
随机效应	$\sigma^2_{u_0}$（第二水平）	4. 40	2. 94

　＊$P<0.05$，＊＊$P<0.01$。

2. Logistic 回归分析　在本研究的多水平分析模型中，由于其解释模型的运用一定程度上会损失部分缺失数据的分析样本，同时二水平的解释 42. 10％，因此本研究在多水平 Logistic 分析的基础上也引入了普通的 Logistic 回归分析，发现与医师的交流频率（$P<0.01$）、新技术的安全性（$P<0.05$）均正向作用于医师使用支架的行为。表明：在控制其他变量的前提下，与同事之间的交流越多，越倾向于使用支架；对于新技术安全性评价越高的医师越倾向于使用医学新技术。模型检验发现该模型调整后的 $R^2 = 48. 45\%$，表明该模型对总体变异的解释力度为 48. 45％，具体如表 9 - 15。

表 9 - 15　基于医师使用行为的药物涂层支架转化因素的多层模型

指标类别	参数	估计值	标准误
固定效应			
社会及组织因素	截距项	− 0. 50	1. 29
	当地人均 GDP	− 0. 24	0. 04
	医院级别	0. 20	0. 48
医师因素	性别	0. 42	0. 38
	职称	− 0. 02	0. 25
	工作年限	0. 01	0. 03
	对新技术的态度	0. 08	0. 22
传播途径	与医师交流的频率	0. 69**	0. 16
推动力	企业的影响力	0. 02	0. 26
	行业协会/学会影响	− 0. 05	0. 13
新技术特性	新技术的有效性	− 0. 16	0. 20
	新技术的安全性	0. 38*	0. 22

（续表）

指标类别	参数	估计值	标准误
卫生技术评估	研究证据的充分程度	0.14	0.20
医师受益	使用新技术可减轻职业焦虑	−0.11	0.16
	使用新技术带来收益	−0.07	0.15

* $P<0.05$, *** $P<0.001$。

（三）高通量基因测序技术转化应用模型构建——基于医师使用行为

1. 多水平 Logistic 回归分析　根据多水平回归分析的相关步骤,本研究分别通过模型的拟合、纳入组织层面的解释变量及纳入个人层面的解释变量 3 个步骤对高通量测序技术转化应用的模型进行构建。基于医师使用行为的高通量测序技术转化应用模型构建中所运用到的数据库为本研究所调查的 19 家医院 177 名妇产科临床医师的数据库,因变量为医师是否处方过高通量基因测序技术,如果开过处方,则因变量的值为 1,如果未曾开过处方,则因变量的值为 0。

（1）拟合空模型:研究纳入医院编码,进行多层回归分析,通过空模型的拟合发现截距项方差估计值为 0.33,统计检验截距项方差在不同医院之间的差异均具有统计学意义($P<0.001$),如表 9-16 所示。

表 9-16　基于医师使用行为的高通量基因测序技术转化因素的空模型

参数	估计值	标准误	Z 值	P 值
截距项方差	0.33	0.16	17.64	<0.001
残差项方差	0.88	0.06	3.79	<0.05

多层 Logistic 回归模型的组间变异也可以用估计的组内相关系数(ICC)进行评估,其是组间异质和组内同质的指示性指标。因 Logistic 回归模型的残差项方差为 $\pi^2/3$,所以本研究的 ICC 计算如下所示(公式 9-3)。ICC = 0.2727,表明在结局变量中约有 27.27% 的变异是由医院的不同而引起的。数据存在相当程度的组间异质性或组内同质性,说明不同医院之间在新技术的使用过程中确实存在差异。这提示我们需要构建多水平分析模型。

$$\text{ICC} = \frac{\sigma_{u_0}^2}{\sigma_{u_0}^2 + \sigma_{t_0}^2} = \frac{0.33}{0.33 + 0.88} = 0.2727 \qquad （公式 9-3）$$

（2）纳入第二水平解释变量：通过本研究前几章节的相关性分析及单因素分析，本研究纳入当地人均 GDP、医院级别及医院建筑面积 3 个指标代表社会发展与组织层面因素，通过空模型的分析发现，截距项、当地人均 GDP 及总残差均有统计学意义（$P<0.05$），说明当地人均 GDP 的差异在一定程度上会影响医师对于高通量基因测序技术的使用行为，具体如表 9-17 所示。

表 9-17　基于医师使用行为的高通量基因测序技术转化因素的第二水平解释变量

参数	估计值	标准误	Z 值	P 值
截距项	6.94	2.28	3.05	0.00
当地人均 GDP	-0.61	0.31	-1.97	0.05
医院等级	-0.17	0.60	-0.28	0.78
医院建筑面积	0.27	0.78	0.35	0.73
残差	0.21	0.16		<0.05

（3）纳入第一水平解释变量：在第二水平变量纳入的基础上，研究再次纳入第一水平变量。根据前几章节的分析结果，本部分共纳入第一水平的解释变量 16 个，分别为医师自身因素（性别、对于新技术的态度）、传播途径（与医师交流的频率）、推动力（企业的影响力、行业协会/学会影响）、新技术的特性（新技术的有效性、新技术的安全性、新技术的花费、新技术的伦理问题）、卫生技术评估（研究证据的充分程度）、医师受益情况（使用新技术可减轻职业焦虑、使用新技术带来收益、新技术学习起来方便）几个维度。通过 LR 检验，发现模型拟合良好（$P<0.05$）。在所纳入的 16 个第一水平因素中，与医师交流的频率（$P<0.01$）、企业的影响力（$P<0.01$）、行业协会/学会影响（$P<0.05$）、新技术的安全性（$P<0.05$）、使用新技术带来收益（$P<0.05$）这 5 个因素均正向影响医师使用药物涂层支架的行为，表明：在控制当地经济发展水平及医院级别等组织因素影响的情况下，与同事之间的交流频率越高，医师对高通量基因测序技术越容易接纳；感知到企业及行业协会/学会影响力越大的医师越倾向于接纳高通量基因测序技术；对高通量基因测序技术的安全性评价越高的医师越愿意使用该技术；越认为高通量基因测序技术的使用会为自己带来收益的医师越容易使用该技术。而其他一水平因素对医师是否使用支架的行为不会产生影响（$P>0.05$）。在该模型中二水平的因素——当地人均 GDP（$P<0.05$）、医院建筑面积（$P<0.05$）、医院级别（$P<0.05$）均正向影响

医师使用高通量基因测序技术的行为,表明:在控制其他个人层面因素的情况下,社会经济发展水平越高、医院级别越高、医院建筑面积越大,医师越倾向于使用高通量基因测序技术,具体如表9-18。

表9-18　基于医师使用行为的高通量基因测序技术转化因素的多层模型

指标类别	参数	估计值	标准误
固定效应			
社会及组织因素	截距项	16.30*	7.75
	当地人均 GDP	0.19*	-0.99
	医院建筑面积	0.12*	0.69
	医院级别	1.08*	0.57
医师因素	性别	0.08	0.37
	对新技术的认知	0.14	0.13
传播途径	与医师交流的频率	0.24*	0.13
推动力	企业的影响力	0.55**	0.14
	行业协会/学会影响	0.42*	0.16
新技术特性	新技术的有效性	0.10	0.12
	新技术的安全性	0.31*	0.14
	新技术的花费	0.02	0.13
	新技术的伦理问题	0.17	0.15
卫生技术评估	研究证据的充分程度	0.07	0.15
医师因素	使用新技术可减轻职业焦虑	-0.10	0.16
	使用新技术带来收益	0.31*	0.12
	新技术学习起来方便	0.18	0.17
随机效应	$\sigma_{u_o}^2$(第二水平)	3.19*	3.45
	$\sigma_{t_o}^2$(第一水平)	0.54*	0.06

　* $P<0.05$, ** $P<0.01$。

　　2. Logistic 回归分析　　在本研究的多水平分析模型中,由于其解释模型的运用一定程度上会损失部分缺失数据的分析样本,同时二水平的解释占27.27%,因此,本研究在多水平 Logistic 分析的基础上也引入了普通的 Logistic 回归分析,发现企业的影响力($P<0.01$)、行业协会/学会影响($P<0.05$)、新技术的安全性($P<0.05$)、使用新技术带来收益($P<0.05$)4 个因素均正向影响医师使用高通量基因测序技术的行为,表明:在控制当地经济发展水平及医院级别等组织因素影响的情况下,感知到企业及行业协会/学会影响力越大的医师越倾向于接纳高通量基因测序技术;对高通量基因测序技术的

安全性评价越高的医师越愿意使用该技术；越认为高通量基因测序技术的使用会为自己带来收益的医师越容易使用该技术。模型检验发现该模型调整后的 $R^2 = 45.58\%$，表明该模型对总体变异的解释力度为 45.58%，具体如表 9－19 所示。

表 9－19　基于医师使用行为的高通量基因测序技术转化因素的多层模型

指标类别	参数	估计值	标准误
固定效应			
社会及组织因素	截距项	17.25*	9.27
	当地人均 GDP	0.21*	0.12
	医院建筑面积	0.97	0.83
	医院级别	−0.73	0.71
医师因素	性别	0.07	0.46
	对新技术的认知	0.15	0.20
传播途径	与医师交流的频率	−0.03	0.18
推动力	企业的影响力	0.65**	0.17
	行业协会/学会影响	0.42*	0.21
新技术特性	新技术的有效性	0.09	0.15
	新技术的安全性	0.39**	0.17
	新技术的花费	0.10	0.16
	新技术的伦理问题	0.20	0.20
卫生技术评估	研究证据的充分程度	0.10	0.20
医师受益	使用新技术可减轻职业焦虑	−0.10	0.20
	使用新技术带来收益	0.31*	0.16
	新技术学习起来方便	0.18	0.22

*$P<0.05$, **$P<0.01$。

六、讨论

(一) 本研究的特点

本研究为医学新技术转化应用的定量模型构建。本章内容主要基于本研究第 4 章～第 8 章节的研究内容与结果，构建了该模型。此外，研究在 Rogers 技术扩散模型的基础上，增加了卫生技术评估证据、医师社会网络及患者因素等相关指标，更加系统地探究影响医师对新技术临床应用的相关因素。研究将医师与其治疗患者进行了一比一匹配，在基于医师使用行为的模型构建基础上，创新性地增加了基于患者使用行为的模型构建。

(二) 多水平分析在医学新技术转化应用模型构建中的适用性

多水平模型将单一的随机误差项分解到与数据层次结构相应的各水平上,具有多个随机误差项并估计相应的残差项方差及协方差。多水平分析的概念为人们提供了一个框架,即可将个体的结局联系到个体特征以及个体所在环境或背景特征进行分析,从而实现研究的事物与其所在背景的统一。

在本研究中,在医师使用新技术的过程中,一方面受到本人及直接利益相关人员的影响,另一方面还受医院对新技术引进的情况及医院利益相关组织等组织的影响,此外,还受到当地的社会发展、文化水平、经济发展水平及相关政策等宏观行为的影响。在本研究中,主要的观察点涉及技术层面、医师层面、患者层面、医院层面及更加宏观的社会层面。但是由于多水平分析对相关样本量的要求较高,本研究将医院及宏观层面的因素均降至"组织层面",而对于医师层面、患者层面及技术层面等因素均归类为"个人层面"。同时,考虑到医师虽然是技术的操作者,但是最终的受用者却是患者,因此,本研究分别构建了基于医师使用行为的多水平模型及基于患者使用行为的多水平模型。

(三) 基于医师使用行为及基于患者使用行为分析的适用性

以往研究者对于技术接纳及技术扩散的相关研究的考察终点为临床医师使用新技术的行为(使用过 = 1,未使用过 = 0),但近年来随着患者越来越多地参与医疗决策,在相关研究领域,患者的决策权逐渐得到重视。如根据相关研究的报道,虽然在患者参与或者说医患共同决策发展相对比较落后,但是通过目前的相关研究报道,在肿瘤治疗及慢病管理等需要较多资源投入及患者配合的领域,患者参与也起到非常重要的作用,尤其是本研究对费用相对较高、安全性及风险性不确定性的新技术研究领域,患者的态度、使用行为对该项新技术能否顺利实现转化具有重要的作用。出于这样的考虑,研究分别构建了基于医师使用行为与基于患者使用行为的多水平模型,研究的所有模型分析均发现组间的差异较大,代表其组内关联或组间差异的指标 ICC 较大,均在10%以上,表明组织层面可以解释高于 10% 的总变异。因此,多水平分析的使用在本研究中是比较合适的。

(四) 影响医师及患者使用新技术行为因素的差异性

为探究不同技术模型的差异性,本研究构建了 3 个基于医师使用行为的多水平模型。但是在基于患者使用行为的因素分析及模型构建过程中,由于医患完成匹配的仅有 410 例,具体到药物涂层支架与高通量基因测序技术,所有的样本量较小,不适宜做多水平模型分析。因此,基于患者的分析,本研究仅构建了 1 个多水平模型。

　　根据前面章节的介绍,结合19家医院的样本数量,本研究仅纳入了当地的人均GDP与医院级别这两个二级指标,其他指标均为一级指标。通过分析发现在基于医师使用行为的模型中,二级指标"当地人均GDP"对医师使用新技术的行为具有正向的影响,而一级指标"使用之前是否已有医师使用"、与医师交流的频率、新技术的有效性、新技术的安全性4个因素与医师使用新技术的行为呈正向关系;医师的性别、医师对卫生技术评估的了解程度(值越小代表对卫生技术评估的了解程度越高)2个因素负向影响医师使用医学新技术的行为。而在基于患者使用行为的模型分析中,发现医师的性别、职称,使用新技术带来收益,患者家庭年均收入,医患共同决策形式(医患共同决策＝1,其他＝0),对决策过程的满意度,患者户籍所在地这6个因素与医师使用新技术的行为呈正向关系。通过比较发现,在基于患者使用行为模型的解释变量方面,主要的影响因素为患者相关的自身特征因素,而其他涉及医师的因素包含其性别、职称及医师感知新技术可能带来受益,表明影响患者对新技术使用行为的因素中,患者方面占大部分,其次为医师的自我效能感知,也就是说患者最终是否使用某项新技术,医师的受益感知具有重要的影响,这与大部分研究揭示的情况基本一致。

(五)医院的组织社会网络对医师使用新技术的行为具有影响,而医师个人中心网对医师行为未有影响

　　对组织社会网络与个人中心网络的多水平分析发现:影响医师使用新技术行为的指标中,组织社会网络的"医院程度中心性"对于医师使用新技术行为具有正向的影响,表明这些医院在组织中属于占据决定地位的医院,而这些医院一般属于规模较大、在行业或某些领域内引领创新的医院,因此,这些医院的医师一般更倾向于使用新技术。医院在网络中的中介中心性越高,则表明其在所在组织中具有非常重要的中介地位,离开该组织的作用则该网络将会崩塌。同理,这样的一些医院引领着该领域的发展,因此这些医院的医师更倾向于使用新的技术。组织社会网络测量中"企业的程度中心性"对医师技术的使用行为具有正向影响,表明企业在所在网络中的所占的地位越高、影响越大,则其越会影响该组织医院内的医师使用新技术的行为。该研究结果反过来佐证了本研究对医药企业在新技术扩散过程中的作用的研究假设;而医师个人在社会网络中的程度中心性对其行为却没有影响。这一研究结果与大部分研究的结论相反,可能是由于本研究样本量的限制。此外,由于对卫生技术扩散过程中社会网络作用的研究相对较少,在我国更是基本空白,因此,该研究结论能否进一步推广有待进一步的研究来验证。

第十章

医学新技术转化应用的定性研究

一、研究目的

通过对医院医务科、设备科、器械科及药剂科的相关管理人员进行半结构式定性访谈，本研究从新技术的引进、引进后的使用与管理及使用后的综合评估与反馈3个方面研究医学新技术转化应用的现状及存在的问题。本研究的目的：一方面，完善定量研究模型；另一方面，为完善新技术的管理提供相应的政策借鉴。

二、研究内容

(1) 定性分析管理者视角下医院新技术的引进情况（新技术引进考量的因素、新技术引进的程序、新技术引进过程中的政府行为、新技术引进过程中相关政策的影响）。

(2) 定性分析管理者视角下医院新技术的使用与管理（医院对新技术的支持措施、新技术操作人员的资质管理、新技术操作流程的管理、新技术不良反应的管理、新技术的患者知情管理）。

(3) 定性分析管理者视角下新技术的使用后评估，涉及使用后评估的指标、新技术引进及使用过程中的瓶颈与障碍及医院吸收情况。

(4) 新技术引进及使用过程中的利益相关人员分析，涉及医院内部的利益相关人员及医院外部的利益相关人员。

三、研究方法

(一) 研究工具

为系统探究医院对新技术引进、管理及评价的系统体系及可能涉及的利益相关人,研究分别从新技术引进的考量依据、引进程序、日常管理、规范管理、政府行为、使用后评价及利益相关人群等 8 个维度设计了 35 个访谈问题,并从调查者与被调查者的角度分别设计了两套访谈提纲——"医院管理者访谈提纲(调查人员版)""医院管理者访谈提纲(被调查人员版)",其中的"医院管理者访谈提纲(被调查人员版)"存在若干提示信息,提示访谈人员在被调查者偏离答题主题的时候须给予一定的信息提示。

(二) 研究工具完善

对于本研究的访谈提纲——"医院管理者访谈提纲(调查人员版)"及"医院管理者访谈提纲(被调查人员版)",课题组于 2016 年 4 月份在上海市第六人民医院开展了一次预调查,共访谈医院管理人员 2 名。根据访谈过程中出现的问题,课题组对先前的访谈提纲进行完善,最终将访谈提纲缩短为 25 个条目。

(三) 现场定性访谈

本研究自 2016 年 6 月至 2016 年 9 月对样本医院医务科主任、设备科主任、器械科主任及药剂科主任开展 1.0～1.5 小时的半结构式访谈。访谈过程中,所有的医院行政科室管理人员均在征得同意的情况下进行现场录音,以保证相关访谈内容的完整性。访谈均在管理人员所在科室办公室,保证了访谈过程尽量不被打扰。

(四) 资料整理与分析

对于访谈内容的文字记录及录音,研究者采取(1∶3)～(1∶4)的分配比例,即原本 1 小时的录音,研究者需花费 3～4 小时的时间进行尽量完整的转录,记录访谈时间、地点、人物、访谈的整个过程,使录入后的文本与原始记录在内容、文字、及时间方面完全一致,以保证访谈内容的完整性。

(五) 转录文本分析与编码

对于整理好的 53 个访谈文本,研究者首先对转录文本中有相似属性的概念范畴化,即根据一定的原则,将原始资料记录逐级提取为有编码意义的概念和范畴,并把资料记录以及提取的概念重新整合。本文根据研究目的和研究问题,将收集的访谈材料中相对独立、信息完整的语句设定为最小编码单元,并将所有的编码单元进行归纳汇总,形成本研究的研究主题。

(六) 质量控制

为保证访谈能获得尽可能完整的信息,研究者将访谈提纲在访谈之前提前告知被访谈对象,使其有充足的时间思考所需要回答的问题。除此之外,本研究在访谈之前对现场调查员进行培训,使其熟悉访谈内容,对调查员可能产生疑惑的问题进行解答,并给予部分问题的访谈技巧培训。在访谈过程中,首先向访谈对象充分说明研究的意义及保密措施,保证个人信息及访谈内容不会被泄露,取得被访谈者的信任和支持。

四、研究结果

研究对上海市、福建省及四川省的 19 家医院医务科、设备科、器械科及药剂科的相关管理人员进行了达 1.0~1.5 小时的半结构式访谈,共访谈 53 名管理人员,具体科室分布如表 10-1 所示。

表 10-1　定性访谈基本情况(单位:个)

省市	医务科	设备科	器械科	药剂科
上海市	3	3	2	3
福建省	8	7	1	9
四川省	6	3	2	6
合计	17	13	5	18

(一) 新技术的引进

1. 医院层面新技术引进的主要考虑因素　在对医院管理者的访谈中发现,新技术在引进过程中主要考虑的因素涉及新技术的特性及其循证依据的情况、新技术引进可能对医师的影响、新技术引进可能给医院带来的影响、新技术引进过程中涉及的相关政策及新技术引进可能对医患关系的影响几个方面。

(1) 新技术的特性及循证依据的情况:

1) 安全性与有效性:绝大部分被调查者(25/53)均认为安全性与有效性是医院引进新技术的首要考虑因素,"安全性、有效性是第一点考虑",在新的手术方式的开展过程中,管理者认为:"因为我是医务这块的,所以医疗安全肯定是放在第一位。对患者的治疗效果也要放在第一位,其他的考虑相对要少一些。"在新药的引进过程中,药剂科管理者认为:"我们的职责是提供药品,药剂科药师作为药学人,我们对药的药理等各方面,相对来说是比较熟悉的。如果说这些药品要分给临床,我们把药品的安全性、有效性放在首先考虑。如果病情需要,我们也要考虑用贵一点的药。但安全性、有效性始终是我们首先考虑的。""药物的安全性和有效性排在第一位。临床必需、不可或缺性也是重点考虑之一。其他如经济效益这些基本不考虑,由于国家对药品的提成一再打

压,我们巴不得药品既安全、又便宜,既基药,效果又比较好。"所以说,在医学
新技术的引进过程中,由于其特殊性,安全性与有效性成为医院引进新技术首
要考虑的因素,这与卫生技术评估的相关理念能很好地契合。为基于医院的
卫生技术评估发展提供了很好的平台支持。

2) 技术价格因素:部分被调查者认为新技术的价格过高,会给新技术带
来一定的引进瓶颈。因此,部分管理者认为新技术的相关花费也是医院引进
该技术的考量因素(13/53)。管理者表示:"考虑价格,即患者能不能够负担得
起。这个药对患者有效、安全,但是贵得离谱,患者付不起,也没用。所以,在
安全、有效的基础上,药品价格必须让患者负担得起。"新技术的价格较高,而
国家及地方对药品及耗材严格控制使用比例的相关政策也在一定程度上促进
了医院管理者更加重视新技术的价格。"省政府刚刚出台了一个文件,药占比
一定要降到某个比值以下,若不达到这个数字,省政府对医院、院领导进行绩
效考核时,就要被扣分。在这种情况下,再加上药品零差价的要求,医院管理
者当然希望药占比达标。"高价格还可能会带来医患纠纷。因此,医院管理者
认为"在药品安全、有效的基础上,价格得让患者负担得起"。

3) 伦理性因素:在新技术的引进过程中,绝大部分医院都会在伦理委员
会审核通过的基础上逐步推进,部分医院对于伦理审核不合格的新技术,将采
取"一票否决"制。"新技术只有在医学伦理委员会通过、药事院通过的基础上
才可以开展。如果伦理委员会没有通过,技术就不允许开展。"相关管理人员
如是说。

4) 技术的先进性:部分管理者在访谈中还提到了技术的先进性与创新
性。他们称:"对于一些手术器械,有了它们你说手术一定会做成什么样,倒不
一定,可能是医师把握的手术效果更好一些,可能是内镜做得更精细一些,就
这而言,我们主要考虑先进性。"对技术的先进性和地位的考虑,主要集中在级
别相对较高、对新技术的接纳力度较高的医院。

5) 循证依据:仅有较少(3/53)的医院管理者认为该医院在新技术的引进
过程中会考虑循证的依据,但他们总体认为基于医院的这种循证证据的使用,
尤其是新技术的使用,还存在很多不完善的地方。"我们循证决策的机制在形
成,但有待完善。"总体来讲,证据的强度相对较弱,如有些管理者提到:"我们
尽可能地把它量化成卫生经济学证据。比如,一种留置针,可以节约护士时
间,把时间节约作为证据,这虽不算卫生经济学证据,但也会被我们采纳;或者
出血量明显减少、住院时间明显缩短,这样的证据我们也会采纳。"对于证据,
主要由临床医师及相关企业推广人员提供,来源较多,主要涉及以下几个部

分:"一个是循证医学指南,当然证据来源很多,有的来自电脑信息,有的是厂家信息,有的是会议,有些药品企业会做一些药品宣传,给一些材料。"

(2) 新技术引进可能对医师的影响:有少数医院管理者(2/53)认为新技术引进的考虑包含医师与行业对前沿的追求。"一般都是医师本身为赶超行业发展,就要开展这些技术,并不是某些部门要求必须开展这些新技术。"此外,医院在综合审核过程中还会考虑新技术对医师工作效率的影响。"要考虑使用起来是不是方便,临床科室做手术需要用到一些耗材,可能用起来比较方便。比如同样是球囊,有些球囊很好通过病变,有些不好通过,这与材料的性质和材料特点有关系。有的支架对弯曲病变都可通过,有的支架却不好通过。所以,材料的使用效率肯定是要考虑的因素。"在新设备的引入过程中,技术对医师工作效率的影响也成为医院引入的主要考虑因素。如部分管理者认为"最前是让医师去满足设备,最近几年把医师释放出来,通过缩短手术时间、缩短平均住院日,节约了操作人员的时间反应(技术对于医师工作效率的影响)"。

(3) 新技术引进可能为医院带来的影响:

1) 为医院带来的效益:新技术使用可能为医院带来的经济效益与社会效益是大部分(14/53)医院管理者认为医院在新技术引进过程中的考虑因素。"当然也要考虑经济效益,即为医院带来的经济效益。投资太大赔本也不行啊。有些设备是必备的设备,那就是社会效益。"如在新技术引进过程中,医院层面的最终审核主要考虑经济效益与社会效益对其的影响。"我们对科室提出问题,比如说为什么要引进这个技术(设备),其有什么特点,能给我们带来什么效益(包括社会效益和医院效益)。科室需要回答专家的这些问题,专家要综合考虑,比如考虑事后通过医保能不能受惠。这些问题都要考虑,然后进行记名投票。"部分管理者认为在新药的管理中,随着药品零加成政策及国家对药占比的严格管控,加之新技术的高额单价,新技术使用过程中的成本也是医院管理者考量的主要因素。"使用新药肯定成本会增加,二级医院34%的药占比确实很难控制,明年要控制到30%,这对我们来说压力很大。"

2) 医院是否具有资质:在对设备科管理者的访谈中发现,由于医用设备器械,尤其是大型医用设备的特殊性,在其引进过程中还涉及医院的相关资质的审核。"证照是否具备,主要是指有医疗器械注册证,进口设备需要有医疗器械注册证,国产的还要有生产企业许可证。如果加上供货渠道,就要求公司有医疗器械经营许可证。"其次医院的相关硬件条件也是管理者的主要考量。"还有场地啊,我们医院的场地和人员肯定也要考虑,设备需要场地安装,即使什么都有了,没有场地安装也是不行的。"

3) 对医院发展及学科建设的影响:绝大部分医院管理者(15/53)认为新技术能否被顺利引进除了技术本身的特点之外,最重要的因素还有该项技术的引进对医院未来发展的影响。如有的管理者认为:"基于医院的综合考虑、医院的发展,根据医院的需求有侧重地发展某个重点学科,比如去年新开的科,没有提供任何证据,但是考虑到是新的科室,也就给他批了。"

4) 其他医院的使用情况:访谈中发现对大部分医院来说,一线城市医院的经验对其新技术的引进具有非常明显的指导作用。"我们还要看产品在相关医院,比如说三甲医院,还有在北京、上海的比较大的医院,它们是否有被使用,还有使用后的反应如何。"这种做法一方面可以节省医院由于技术不熟练造成的投入资本,另一方面,还可以促进新技术使用过程中的医院交流。

(4) 新技术引入过程中涉及的相关政策:

1) 医保政策影响:近几年医疗保险相关政策的影响越来越大,尤其是在新技术的引进过程中。一方面由于医保报销目录的限制,部分未进入医保目录的新技术会给患者带来较大的经济负担。有的管理者认为医院引进新技术首先需要考虑医保报销情况,对于未进入医保报销目录的技术,其使用量必然会受到一定程度的影响,最终也会影响技术的利用率低下,造成资源浪费。"需考虑医保,有的是患者承担得起的,因为医保不报销就不用,还有的是患者承担不起的。"其次,近年来,部分地区医疗保险的总额预付政策一定程度上给单价较高新技术的转化应用带来了很多障碍。

2) 售后服务政策:访谈中还发现,对于新设备的引进,医院设备科管理人员认为在设备的引进过程中,尤其是大型医用设备的引进,由于其高额的管理费、维修费及定期的保养费用,其品牌及相关厂家提供的售后服务也是医院的主要考虑因素。如果设备科管理者说:"引进设备的安全性很主要,质量、售后服务和品牌也很主要"。

3) 招标采购政策:通过现场访谈发现,药剂科管理者认为,部分地区在新药的引入过程中首要考虑的因素是临床医师提出的需求药品是否在本地及省招标目录内,对于不在招标目录内的药品,虽然有一定的途径申请引进,但是一般情况下,这种药物医院不会审核通过,除非有非常紧急的需求,否则是否在招标目录内是新药引进的主要考量依据。如福建的某医院管理者认为:"我们还是有一个大原则——要中我们省里面的标。我们有一个省标,还有一个市标,就是泉州市的标。只有在这两个标都中的情况下,它才有进入我们医院正式采购的资格,才可能被专家选中。如果通过这两关了,基本上就安全了。

因为通过这两个标意味着经历了很多临床专家的碰撞、讨论,到我们医院后,主要通过全院随机在专家库里选出专家来,经过他们投票再被选中。"

4)新技术引入可能对医患关系的影响:由于新技术使用时间相对较短,临床经验相对不足,其风险性及可能造成的损伤相对较大,加上目前我国相对恶劣的医患关系,大部分医院管理者(20/53)认为在新技术的引进过程中对医患关系的考量相对较多。如某医院管理者说:"对于医患关系这一块也会考虑,比如＊＊＊(某药名),这个药没有临床证据,药监局通知所有企业在包装上说明该点。我立刻向班子报告,这会给我们带来医患纠纷,只要是稍微懂一点的人,把包装拿走就能和医院打官司。我们不向有禁忌证的人提供＊＊＊产品,这既不是考虑临床证据,也不是考虑卫生经济学证据,而是考虑医患纠纷的问题。"

2. 新技术引进的程序

(1)新技术引入的发起人:对于新技术引进医院的发起人,主要存在两种形式,即由临床科室带头人或科主任提出新技术的引入提议。某县级医院管理者说:"一般由临床科室主任提议。他们通过年会和各种培训渠道了解了新技术,或者通过去省级医院了解。省级医院开展,我们县级医院也开展,然后回来提议,我们通过。"另外一种形式是医院规定具体的职称要求,一般正高职称的医师可以提出科室引进新技术的提议,然后科室内部经过组织讨论决定最终是否向医院相关部门提交申请。"主要是临床的专家,他们有的出国进修过,有理念和想法,了解学术最前沿的东西。个人认为现在创新的主要是工具,而非手术方式。要经科主任同意、科室讨论通过后才能上报。"在新技术的提议及发起过程中,临床科室起发起的作用,而医院管理人员在这个过程中也起非常重要的作用。"新技术引进过程中的主要发起人是临床医师,管理人员在此过程中也有贡献。从无到有,临床科室的推动更大;而从有到更好,医院管理者的推动更大。"

(2)新技术引入的模式:通过定性访谈发现,目前所有的新技术,包含新的手术方式、新设备、新器械及新药,其引入模式或流程差异不大,总体来讲模式如图 10-1 所示。首先,临床医师或科主任提出申请,经过科室内部讨论,决定是否给予上报,给予上报的部分会首先经过医务科的预审核,预审核通过后转达到相应的科室,属于手术方式的提交给医务科,属于设备的提交给医务科,属于耗材的提交给器械科,属于药物的提交给药剂科。相应的职能科室对审核通过的新技术给予伦理审查的上报,审核不通过的给予驳回(比例较小),材料不完整的给予补充,对伦理审查的结果给予"一票否决制"——伦理审核未通过的给予驳回,伦理审核通过的上报到相应的专家委员会(医务委员会、设备委员会、器械委员会、药事委员会)审核,并由申请人进行汇报。大部分医院到此就可以决定是否同意采购及引进新技术了,而部分医院会继续上报到院务委员会决定是否采购。在新设备、新器械及新药的引进与采购过程中,所有的程序及流程不一致的地方有以下几点。

1) 在新药的采购中,需要首先确定申请的新药是否在招标目录里。如果所申请新药不在招标目录里,则需要进行备案采购,部分药剂科管理人员认为:"一般就是临床这边先写申请,然后通过药事会,即药事管理和药物治疗委员会,然后我们会报给省卫生厅招标办,等到新的标期正式执行了,如果这些药物在省级的招标目录里,我们就会召集医院的相关专家来投票。经过这些程序以后,选中某家投标商,通过药事会专家再进行确认,确认后的结果会放在办公室人事科的公示栏上进行公示。公示时间过了以后就开办公会,办公会同意以后,就会把新的标期的药品报给省级监督监察部门,然后市招标办也报一份,最后就可以进行采购了。程序还是比较多一点的。"相关人员描述道。

2) 在新设备的采购及引进中,尤其是大型医用设备的采购,需要向国家卫生健康委员会(简称"卫健委")申请配置许可,只有在获得配置许可的情况下才可以采购。"这里的配置许可不是指配置许可证,配置许可通过后会给我们一个配置许可号,然后可以走招标程序,设备买了之后通过验收才能拿配置许可证。"

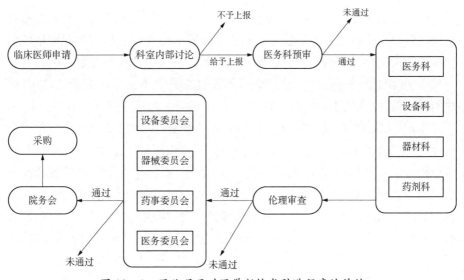

图 10-1　医院层面对医学新技术引进程序的总结

3. 新技术引进过程中的政府行为　　研究通过被调查者的访谈发现,大部分医院管理者认为政府在新技术引入过程中的推动及提供资金与硬件设备支持方面的投入相对不足,也有部分医院管理者认为政府没有这方面的投入(5/53)。"都是医院自己掏钱的,政府没投入,政府主要是推广,具体措施要底下的医院拿出来,政府的行政效率不是很高。"此外,还有部分医院管理者认为政府存在对于技术创新方面的鼓励,主要是以相关项目课题、人才引进计划及重点学科建设的形式给予相应的支持。"一般没有(支持),如果是大的课题,可能有一些医院内的配套,比如说重点学科之类的""政府会提供一个科技平台,通过科研项目的形式来给我们资助,我们用来做创新,会有配套资金支持。医院引进医疗设备,政府会有一些资助,包括房屋改造等,这个相对来说比较紧张""政府的态度是鼓励与支持的,支持的方式有资金(有很多项目得到资助)以及人才引进政策",有几位管理者如是反映。仅有非常少的管理者(2/53)认为政府在一些项目上会给予直接的资金支持,比如有管理者反映:"曾经接触过的肾内科的透析产品,因为拿到了政府的补贴,所以价格比较低,就进入了我们医院。"

4. 新技术引进过程中的相关政策因素影响

(1)定价政策:管理员的专家咨询发现,由于大部分新技术引进医院均需要相应的收费标准,而定价部门未确定收费标准的技术,原则上是不允许向患者收取费用的。因此,新技术制定的收费标准在一定程度上限制了医院新技术的引进。

(2)医保政策:管理员的专家咨询发现,目前医保总额预付制度的实施对费用相对较高的新技术的引进提出了非常严峻的挑战,同时,非医保报销的新技术的使用也存在一些制约。如有医院管理人员认为:"所有非医保的耗材和药品,占我院总耗材药品的百分之十,不超过百分之十。今年有新的政策,这块的制约(新技术的引进)很厉害啊。"

(3)零加成政策:通过对3个省份的实地调查,发现目前在部分省份药品及耗材均实施了零加成政策。原本可能由于新药、新耗材的单价较高,医院的收益相对较高,但是零加成政策实施之后,新药、新耗材对于医院管理者而言的吸引力大幅下降,加上目前"占比"政策的管控,一定程度上使医院对新技术的使用意愿出现了明显变化,如有的管理者认为:"我们实行了零加成政策后,有些新药本身价格就比较贵,又要考核药占比,比如患者觉得药品要经济实惠,我们倾向于一些比较成熟稳定的药品,一些新药的价格可能比较高,我们可能不会再考虑。虽然我们也会进新药,但是原则上是限量使用的。原来有些老药,又是基药,比如说上一标,经过临床检验的基本上会优先保留,其他的新药可以进,但是总量会控制,不然占比太高,下不来。"

(4)集中招标政策:对于药品而言,集中招标采购政策的实施使得使用时间相对较短的药品由于缺乏临床使用经验及患者使用的相关证据,很难进入招标目录。按目前医院对药品的采购政策及程序来讲,不能进入招标平台的药品很难被临床医师使用,即使部分医院对于目录外药品存在备案采购的程序,使用量也会大大减少。因此,集中招标政策在一定程度上限制了医院对新药的使用,比如有管理者认为:"医院有一个招标采购,起到了平衡的作用,如何招标? 价格最低中标,即老产品容易中标,新产品不容易进来,对新技术不利。进入医保目录的药品才会被使用,新产品竞争不过老产品。"

(5)配置许可政策:在设备引进过程中,尤其是大型医用设备的引进,由于其有特殊要求,配置医院需向国家卫生行政部门申请配置许可,得到配置许可之后方可采购大型医用设备。根据国家目前对大型医用设备的配置许可制度,为防止大型医用设备的滥用,限制其配置许可数量。该项政策一定程度上限制了新型大型医用设备的引进,如有的管理人员认为政府在大型医用设备的配备过程中存在一定程度的缺位:"因为有国家大政策的控制,我们院长就怕证跑不出来,需要有 MR 配置许可证,前两年我们为此来回跑。这一块我觉得政府做得很滞后,没有实质性的动作。"

(6)"占比"政策:为防止药品及耗材的不合理使用,各地卫生行政部门明确规定药品与耗材的占比。由于新药及新型耗材的价格相对较高,"占比"政策的颁布势必会促进医院减少新技术的使用,更多地使用常规、价廉的技术。医院管理人员认为:"耗材有一个收入占比,即占我医疗收入的多少,按我们去年省医院的大概耗材占比,可收回的医疗耗材的占医院收入的比例大概是19%。今年卫健委对我们提出了更高的要求,省里面给我们的指标是 15%(或者是 16%)。说实话这一块限制了我们对新技术的使用。""这个药占比是个死的数字,要降到一定程度以下,只有药品金额和用量降下来,医疗收入提高,这个药占比才能降下来。但如果对价高的品种进得很多,数量用得很大,这个药占比就很高,肯定会有一定影响。我们尽力进少点(贵的),进一些便宜的,以达到政府指标。因为我们是公立医院,有些东西必须听政府的,政府下来的指标一定要达成,这对我们的实际工作肯定会有影响"。

(二) 新技术的使用与管理

1. 医院对于新技术的支持措施　部分医院管理者(6/53)指出医院在引进新技术之后,为推动新技术的临床使用,将新技术的使用开展情况与职工的绩效考核挂钩。有管理人员表示:"我们医务部、我们院长每年都鼓励临床开展新技术、作转型,有人员考核和资质管理要求,这方面院长非常重视。医院要发展,肯定要开展新技术,开展新技术肯定要跟医院绩效、科室个人绩效考核挂钩,对评优评先、晋升都是直接挂钩。一个新技术做出来,可以加分,而且不封顶,新技术的分数是可以累计的,这对我们医务工作者而言不管是评职称还是前途都关系重大。有做新技术的专款支持,有医院专门资金支持,还有新技术的相关管理部门。"

另外,大部分医院管理者(20/53)指出医院为推动新技术的使用,会组织相应的带教及培训学习:"医院内会积极推动,比如技术过来后组建团队、扩建科室,请专家来教学。在对新技术的认识和推广过程中,培训肯定要有,包括组织讲课培训学习等,这些都是由医务科来管理。"还有部分医院管理者(2/53)提到医院对于新技术使用的推动会从医院的若干程序政策上给予支持促进,如有的管理者指出:"专款我们倒是没有,但是如果说想做一个新技术,如果需要购置设备,通过了审批以后,肯定都是尽快落实,我们是有这个支持的。"

2. 对于新技术操作人员资质的管理　由于对新技术的安全性、风险性要求相对较高,所以对于新技术的操作人员,各医院均出台了相关的管理章程,如有的管理人员认为该医院的"人员资质已经制度化,引入和退出资质都有一个成熟的规章制度",具体的技术操作人员除了应符合国家的相关要求之外,引进的医院对其的相关管理措施也相对较多,"几级的手术要有什么样的工作人员才能上台操作,医院都有一套严格的操作程序,比如说这种支架,相关的医师必须取得上岗的资质,不能随意进行操作,而且他必须经过很系统、很规范的培训"。

3. 对于新技术操作流程的管理　大部分医院管理者(25/53)都会提到国家对于新技术的操作流程规范;除此之外,医院及技术生产厂商也会给予相应的培训,"操作者需要培训,需要一个护士、一个医师;很低端的设备就不需要培训了,培训的人来自协会组织,超声系列的操作人员与维护人员也有出去学习过的人员跟班带;卖这个设备的医药厂商有义务来培训我们的使用者"。

4. 对于新技术不良反应的管理　对于新设备与新药的不良反应,大部分医院的管理者(30/53)都提到了国家药品及设备不良反应直报系统:"因为现在业务管理要求比较严格,对不良反应现在都是要报的。如果某个仪器发生不良反应,使用科室有一套表格,把整个不良反应的过程记录下来,逐级上报。先报我们设备处,再报医药局。"除此之外,医院内部医务科、设备科、药剂科会对技术不良事件进行分析,以决定接下来是否继续使用该技术。"有专门的个人负责检测药品不良反应,大部分是临床那边报过来的,比如说开展一个新技术,发生了哪些不良反应,临床医师、护士第一次接触观察患者,真正的不良反应就报给我们了,我们进行登记,临床报给我们了,我们就出动、调查。涉及严重的不良反应要考虑暂时停用了,不严重的话就继续调查,后面的工作完全按照药监的规定做,对不良反应进行上报。"

5. **对于患者知情同意的管理**　所有的管理者均提到了新技术的患者知情同意管理,主要是通过知情同意书的形式,与普通技术知情同意的管理基本一致。"在术前,我用什么材料,医师会给患者一个知情同意书,站在医师临床的角度,医师给患者说一下病情怎么样,进口支架怎么样,它的使用年限是多久,国产的支架使用年限又是多久,会让患者做一个选择;装上支架后的不良反应有哪些;这些都要明确告诉患者,而且需要在知情书上签字。"

(三) 新技术使用后评估

1. **评估技术的开展情况**　研究发现评估主体主要集中在临床医师、财务科及行政科室,评估的因素分别涉及一段时间内新技术的安全性、有效性及不良反应情况。"出问题的产品要让他们做个评估,从引进到使用,一共做了多少例,都有哪些不良反应,因为现在不良反应也是作为一个不良事件的,如果最终是器械本身的问题,我们也会请生产厂家过来。现在不良事件是网络直报的,事后上级部门也会针对此次不良事件做一个调查。"关于技术开展情况及患者反馈,管理者称:"按照医院对医疗技术的管理,某个新技术用了以后要总结,起码一年要总结一次,总结开展的例数、患者的效果、患者的评价、随访情况、患者的经济情况。如果说这个技术使用了以后,患者会倾家荡产,你说还有开展的意义吗? 救活一个人害了一家人。所以说要价效分析,分析后交医务部,医务部看了以后若有什么特殊情况会给分管院领导,看看对这个技术要怎么进一步管理,要限制还是可以进一步开展。如果说这个技术使用后,3个患者有2个死亡的,就是效果不好,或者费用支出非常大,开展这个技术的意义就不大了。对整个技术做一些分析,医务科来把关,能够继续开展就开展。"关于为医院带来的经济效益及社会效益,管理人员反映:"比较多的是用经济效益、社会效益(患者反应)来评估,经济效益好社会效益肯定好。每半年我们都会分析检查的阳性率、设备的单位产值、故障率、修理费、医疗收入等,都会汇总到我这里来,收入多少。"除此之外,设备及耗材的评估还会从技术的适应性方面展开,"主要从使用的适宜性方面进行评估,如是否符合政策法规的要求、前后使用量的变化、使用人群的变化等"。

2. 评估技术的实施效果

（1）技术引进与使用过程的瓶颈与障碍：关于新技术引进及后期使用过程中的障碍与瓶颈的原因，医院管理者认为一方面是医院相关人、财、物的配置不能满足新技术的配置需求，"从我们设备处来说，因为设备更新很快，人员的知识更新可能没法同步到相应要求"，另一方面，可能是医院人员的积极性与创新性不足，"瓶颈就是临床科室不想做，不想发展业务。原来我们是大锅饭，奖金基本是一样的，做多做少都差不多。现在拉开了，低的和高的会差 20 倍，现在做绩效，多劳多得。以后要逐步优劳优酬，想做新技术业务的话，临床科室要有主动性，要想做"。

此外，医院管理者认为目前主要的瓶颈与障碍还体现在相关政策的影响方面。如大型设备的配置许可政策、耗材及药品的招标政策。"在新技术引进过程中遇到的障碍主要是审批周期时间长，如正电子发射-断层扫描（PET-CT）的审批需要好几年时间"；"最新的技术没有注册证，虽然救下了患者，但是患者不认账，反告医院，这种问题在创新过程中会出现。还有现在有些新技术的使用，很多医院是亏本的，设备的收费降价再降价，但是设备的成本并没有降"；"有些新技术没有中省标和市标，中标其实是比较难的，这里面可能会有一些好药，但是没有赶上省里和市里的标，因为政策的问题，就要等到下一标了。会有这样的一个问题"。这些都是被调查者反馈的信息。

（2）技术的掌握与吸收情况：大部分医院（23/53）指出对新技术的掌握、吸收情况比较好，但是仍存在有部分技术闲置与浪费的现象。"大部分新项目都开展得比较好，但是有一些开展得不是很好，比如我们引进的一个骨科专门微创做腰椎间盘突出的技术，买了只做了 1 例就扔在那边，这是好多年前的事了，就是因为当时没有人才掌握这项技术。"管理人员反映。

（四）新技术引进及使用过程中的利益相关人员

1. 医院内部利益相关人员　新技术引进的过程中，涉及的医院内部利益相关人员分别为临床医师、医院管理人员及医院的学术委员会人员，临床医师为新技术引进的主要发起人。因此，管理者同样认为"临床科室人员的发言权是最大的"；而医院管理者，由于其特殊的领导权力，在新技术引进过程中也起决定性的作用。有专家认为："技术从无到有，临床专家起主要的作用；从有到更好，医院领导起主要推动作用。"所有的新技术是否需要引进医院，在程序上均需要通过医院学术委员会的审核。因此，学术委员会的作用体现为"相对于院领导，最重要的还是专家，他们从专业角度对新技术引进医院进行把关"。

2. 医院外部

（1）政府部门：新技术的引进过程涉及的相关政府部门有卫生行政部门、监管部门、医保部门、招标部门、物价部门与财政部门。具体来讲，大部分管理人员（20/53）认为在新技术的使用过程中，卫生行政部门与监管部门所起的作用较大，"卫健委主要从技术准入的角度，起着审批监管的作用，学会的影响不及卫生行政部门，卫生行政部门影响还是很大的"；并且认为医保部门对于新技术使用的影响会越来越大，"对于新技术的应用，医保的影响越来越大，这关系到支付的问题，估计影响会越来越大"；而招标部门则关系到新技术能否进入招标目录，对于新型耗材及药品的影响较大；物价部门在新技术确定收费标准中起决定性的作用，若新技术的收费标准尚未确定，则新技术在医院的使用会受到很大的影响；财政部门主要负责对政府拨款的审核，尤其是大型设备的采购，财政部门起到审批与拨款的作用。

（2）其他相关组织：通过定性访谈发现，在新技术引进过程中所涉及的其他相关组织主要是医药企业、行业协会/学会及上级医院。医药企业及行业协会/学会在新技术的推广中起非常重要的作用。"对新技术从不了解到了解主要依靠医药企业及行业协会/学会的推动，从了解到引入医院主要是卫生行政部门的影响"，对于医药企业与行业协会/学会，管理人员认为："在现在市场化的背景下，可能一些厂家的推动和介绍也会起一定作用，我们并不觉得这些厂家的推广都是错的，他们也会带来一些新的理念和技术，但是我们肯定更愿意通过一些学术会议了解相关的进展，不是很倾向于从企业那里得到信息。""很多情况是通过协会、会议交流获得这些新药信息，行业协会可能就是宣传推广，探讨学习，通过学术会议，或者实地考察，在是否进入医院没什么作用。"部分医院管理者（2/53）认为上级医院在该医院对新技术的引进中起最大的作用，"上级医院的影响最大，我们有一个对口的上级医院，我们跟着他们学习"。

五、讨论

（一）定性研究可以一定程度弥补定量研究的不足

由于本研究属于接近社会科学的相关研究，无论是管理者、医师还是患者在某些问题的认知与评价方面，如果单纯只从定量研究角度进行分析是远远不够的。因此，本研究通过定性与定量并行的研究方法，对新技术转化应用进行全面细致的观测与分析。并行法是混合研究方法的重要构成部分，该方法强调研究者同时收集两种形式的资料，然后将所有信息整合到对整个研究结果的解释中。在这种研究设计中，研究者往往把用一种方法得到的资料与另一种方法得到的资料整合起来用于最终的分析。

具体到本研究，对于定量研究所不能获取的相关资料，通过对医院管理人员的深入访谈来获取，如本研究通过定性访谈的转录文本勾画出新技术在医院引进、使用、管理及使用后的评估与反馈的研究框架，以及确定相关政策在新技术引进过程中的作用，这些在一定程度上可以弥补定量研究的不足。

（二）二、三级医院基本形成了一整套新技术的引进及管理反馈机制

2009 年，国家卫生部印发了《医疗技术临床应用管理办法》，该办法对医疗机构技术使用的分级分类管理、临床应用能力审核、临床应用管理、监督管理进行了明确的规定。2015 年，国家卫生计生委颁布了取消第三类医疗技术临床应用准入的审批，明确指出："医疗机构对本机构医疗技术的临床应用和管理承担主体责任，强化主体责任意识，建立完善的医疗技术临床应用管理制度。"在这样的政策背景下，一方面，医疗机构的自主权在逐渐地增大；另一方面，医疗机构的责任也在逐渐增大。如果相关政府监管部门不能建立恰当合理的监督管理机制，将直接影响医学新技术的成功转化，最终会间接影响整个社会的健康结局。

基于这样的背景，研究通过对 19 家医院 53 名管理者的现场深度访谈发现，为促进新技术的合理使用，在我国二、三级医院内部已经形成一整套基本完整的新技术引进、使用管理及评价反馈机制。该机制基本围绕《医疗技术临床应用管理办法》的相关要求，从临床医师的申请、行政科室的审查到最终的采购完成技术的引进流程。目前，发现大部分医院已经形成了包含人员资质、操作流程、不良反应及患者知情同意的管理机制。除此之外，大部分医院会对新技术引进医院后的使用情况进行定期的评估，明确新技术在引进管理及使用过程中的瓶颈与障碍，总结医院对新技术的掌握、吸收情况，进而为接下来的新技术引进提供相应的借鉴。

（三）政策因素在医院新技术引进过程中起非常重要的作用

对于政策因素的影响，定量研究并不能直接地进行测量，但是由于大量的文献分析显示政策因素在技术扩散过程中起决定性作用，故本研究通过定性研究探究政策因素对医院及医师行为的影响。通过属性归类分析，在新技术引进过程中，会产生相关影响的政策主要涉及医保政策、零加成政策、集中招标政策、配置许可政策及占比政策等。上述 5 个政策的实施一定程度上限制了医院对新技术的引进与使用。首先，目前由于医保总额预付制度的实施，费用相对较高的新技术的引进面临着非常严峻的挑战，同时对非医保报销的新技术的使用也存在一些制约；其次，药品及耗材的零加成政策，减少了由技术使用所带来收益的机会,使医院对高精尖技术的使用热情大幅下降;再次,集中招标采购政策使得使用时间相对较短的药品由于缺乏临床使用经验及患者使用的相关证据而很难进入招标目录,进而很难被临床医师使用;从次,大型医用设备的配置许可制度限制了配置许可的数量,限制了对新型大型设备的配置积极性;最后,为防止药品及耗材的不合理使用,各地卫生行政部门明确规定药品与耗材的占比,由于新药及新型的耗材的价格相对较高,该政策势必会使医院减少对新技术的使用,更多地选择常规、价廉的技术。上述政策在总体上限制了医疗机构对新技术的引进和使用,但从另外一个角度来讲,各项政策的控制在一定程度上也减少了刻意使用高精尖的技术而造成的新技术滥用情况,保证了新技术的合理使用。

本研究通过访谈还发现,在新技术引进的过程中,部分医院将医师使用新技术与绩效考核挂钩,一定程度上可能促进临床医师对新技术的使用。因此,在技术的早期扩散过程中,会不可避免地产生相关"政策打架"的情形。建立合理的新技术监督管理机制是目前相关部门应该关注的问题,也是使得具有成本-效果优势、安全、有效的技术得以顺利实现转化,不具有成本-效果优势、存在安全及风险隐患的技术得以淘汰的关键点。

(四) 影响医院新技术引进的因素分析

除了上文所涉及的新技术转化应用或扩散过程中政策因素的影响,医院层面对新技术引进过程中考虑的因素还涉及技术的特性与循证依据、技术引进对医院的影响、技术引进涉及的相关政策要求以及技术引进对医师及医患关系的影响几个方面。本定性研究与第五章"医院层面的医学新技术转化应用因素分析"的结果基本一致,也进一步验证了本研究结果的可靠性。

结果显示卫生技术评估的相关理念已经融入进了医院层面的新技术引进过程,技术的安全性、有效性、经济性及技术的伦理特点是医院考量的依据,同时,卫生技术评估的循证依据情况也是医院考虑的因素之一,而在这个过程中医院伦理委员会对技术的伦理审查具有"一票否决"的权力,给予技术的伦理适应性较高的权重。可以相信,临床实践的驱动在一定程度上对建立我国的新技术卫生技术评估体系具有非常积极的作用,对完善我国临床及医院层面的决策机制具有非常深远的影响。

第十一章

研究总结与建议

一、研究总结

本研究从知识转化的角度，立足于医学新技术从上市成功到临床应用阶段，以临床医师及患者对新技术的使用为观察点，综合运用定量与定性相结合的研究方法，探究医学新技术在实现成功知识转化、临床应用方面的主要问题及影响该问题的利益相关者及利益相关因素。其中，涉及相关理性因素及非理性因素。

在上述研究设计的基础上，本研究结合渥太华研究利用模型及 Rogers 技术扩散模型，从宏观社会及政策层面、医院组织层面、医师层面、患者层面及微观技术层面识别影响新技术转化应用的因素与利益相关人群，并进行基于医师使用行为及基于患者使用行为的模型构建。根据研究发现：对于医师和患者来讲，不同成长周期的新技术具有不一样的应用模式；影响新技术转化应用的因素涉及社会、政策及组织层面、医师个人因素、医师自我效能因素、传播途径因素、推动力因素、技术特性因素、卫生技术评估证据因素及患者因素等。

(一) 医学新技术转化应用的模式

1. **组织层面** 目前二、三级医院已经建立了一整套新技术的管理规范，围绕《医疗技术临床应用管理办法》的相关要求，从临床医师的申请、行政科室的审查到最终采购完成技术的引入流程。目前发现大部分医院已经形成了包含人员资质、操作流程、不良反应及患者知情同意的管理机制。除此之外，大部分医院会对新技术引进医院后的使用情况进行定期的评估，明确新技术在引进管理及使用过程中的瓶颈与障碍。但是对于新技术引进医院的考量指标并不一致，这也是目前在新技术的管理及管理措施的完善过程中存在的主要问题(图 11 - 1)。

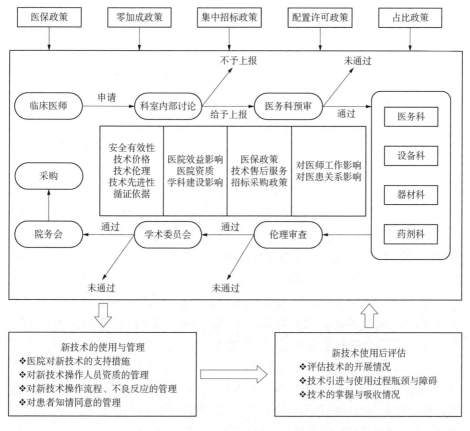

图 11 - 1　新技术引进、使用管理及评价反馈机制

2. 个人层面　在个人层面,研究发现医师及患者对不同技术的其接纳意愿及使用行为具有非常大的差异性。本研究共选取了两种代表性的具体技术,分别是药物涂层支架(使用时间较长,属于治疗技术)与高通量基因测序技术(试点使用的筛查技术)。根据医师对药物涂层支架的使用行为分析发现,41.90%的心内科医师使用过药物涂层支架技术。与此相似,对患者的调查研究显示 64.80%的患者并不了解药物涂层支架,50.30%的患者愿意使用该技术,并且有 42.10%的患者使用了该技术。根据对高通量基因测序技术的使用行为分析发现,高达 57.50%的妇产科医师处方用过该技术,55.20%的患者并不了解高通量基因测序,45.70%的患者愿意使用该技术,并且有高达 64.50%的孕妇在产前筛查过程中使用了高通量基因测序技术。

上述的主要分析结论显示,相比药物涂层支架,无论是医师的汇报,还是患者的汇报,高通量基因测序技术的使用比例在该技术的试点阶段还是相对较高的。进一步分析发现,该技术于 2011 年左右由华大基因在中国深圳建立总部,由此二代基因测序技术正式进入中国市场。但由于该技术可能产生巨大的伦理问题,因此 2014 年 2 月 14 日,国家食品药品监督管理总局和国家卫生计生委联合出台《关于加强临床使用基因测序相关产品和技术管理的通知》,要求在相关的准入标准、管理规范出台以前,任何医疗机构不得开展基因测序临床应用,已经开展的要立即停止,联合叫停了该技术的使用。经过系列论证,2014 年 12 月 31 日,国家卫计委出便函(国卫医医护便函〔2014〕407号),宣布在国内开展高通量基因检测技术临床应用试点工作,同时公布了一批试点单位名单。在这样一个试点阶段,研究认为有以下几个方面的解释:对于患者而言,该技术适用于高危产妇,而由于以往的策略为先行孕妇血清学检查,然后根据检查结果行羊膜穿刺及绒毛取样筛查方式。该方式为侵入性筛查,并且存在较大的风险并可能会导致流产。在该传统技术实施的数年间,孕妇对无创筛查技术的需求非常大,导致在二代测序技术进入市场后,大量的孕产妇会主动要求使用该技术。这种现象的背后是孕妇对高通量基因测序技术价值的高估,高估了其灵敏度及检出率,而忽略了其可能存在的巨大伦理隐患。对医师而言,该技术简便易学,不需要深度的培训,是非常容易掌握的技术。因此,医师对该技术的使用意愿与患者的主动要求一起促进了医师对该技术较高的使用比例。研究认为该技术并不遵从于传统的技术扩散"S"形曲线的发展趋势,而是遵循"绝望-反应"模式。如图 3-5 所示,该技术未来的发展存在以下 3 种趋势:如果技术持续按技术扩散的规律发展,就会出现第一幅图的趋势,即达到一定的预期之后就不会上涨;如果技术在使用一段时间后发现存在巨大的伦理问题或者被相关政策叫停,则可能出现第二幅与第三幅图的情形;如果该技术被叫停之后又发现其存在其他更有价值的用途,则是第二幅图的趋势,如果被叫停之后不再使用则是第三幅图的走势。

此外,对于药物涂层支架技术,医师及患者角度的使用比例基本一致且相对较低。由于其上市年限相对较长,使用趋于平缓,但是大部分患者对于药物涂层支架的并不了解。尽管该技术使用年限较长,安全性与有效性基本得到了充分的证明,但是医患沟通在促进技术合理使用、改善医患关系过程中仍起关键的作用。因此,对于该介入治疗手术的医患沟通仍需加强。

(二) 影响医学技术转化应用的因素(表 11-1)

1. 社会、政策及组织层面

(1) 社会发展及组织因素:由于样本量的限制,在最终模型的构建中,本研究选取了当地人均 GDP 及医院级别、医院建筑面积 3 个二级指标。研究发现当地人均 GDP 在医师使用新技术的过程中有影响，而医院级别在患者使用新技术的行为中有影响。在基于医师的使用行为的多水平模型中，二水平的变量对其行为没有影响。在高通量基因测序技术的使用过程中，人均 GDP 及医院级别、医院建筑面积均对医师使用行为有影响，表明二代测序技术在临床的转化应用过程中受到宏观因素的影响较大；对于使用年限相对较长的支架来说，其已成为一种相对成熟的技术，并不受宏观因素的影响。对医师使用行为的影响主要是医院行为，而医院行为也受当地社会经济发展水平的影响；在患者方面就不存在这些问题。

（2）政策因素：

1）医保政策：目前，医保总额预付制度的实施给予费用相对较高的新技术的引入非常严峻的挑战，同时，非医保报销的新技术的使用也存在一些制约。

2）零加成政策：原本医院可能由于新药、新耗材的单价较高，收益相对较高，但是零加成政策实施之后，新药、新耗材对医院管理者的吸引力大幅下降，加上目前"占比"政策的管控，一定程度上使医院对新技术的使用意愿出现了明显变化。

3）集中招标政策：集中招标采购政策的实施使得使用时间相对较短的药品由于缺乏临床使用经验及患者使用的相关证据，很难进入招标目录。不能进入招标平台的药品很难被临床医师使用，即使部分医院对于目录外的药品存在备案采购的程序，但是其使用量会大大减少，因此集中招标政策一定程度上限制了医院对新药的使用。

表 11－1　医学新技术转化应用的影响因素

| 指标分类 | 具体指标 | 总体 | | 药物涂层支架 | 高通量基因测序 |
		基于医师行为	基于患者行为	基于医师行为	基于医师行为
政策因素	定价政策	－	－	－	－
	医保政策	－	－	－	－
	零加成政策	－	－	－	－
	集中招标政策	－	－	－	－
	配置许可政策	－	－	－	－
	占比政策	－	－	－	－
社会环境	当地人均 GDP	＋			＋

（续表）

指标分类	具体指标	总体		药物涂层支架	高通量基因测序
		基于医师行为	基于患者行为	基于医师行为	基于医师行为
医院特点	医院级别		+		+
	医院建筑面积				+
医院社会网络因素	组织医院程度中心性	+	+	+	+
	组织医院中介中心性	+	+	+	+
企业/行业	组织协会程度中心性				
组织推动	组织企业程度中心性	+	+	+	+
医师因素	性别	−	+	+	
	职称	+	+		
	对新技术的态度				
传播途径	使用之前是否已有医师使用	+			
	与医师交流的频率	+		+	+
推动力	企业的影响力				+
	行业协会/学会影响				+
新技术特性	新技术的有效性	+		+	
	新技术的安全性	+		+	+
	新技术的伦理性				
卫生技术评估	研究证据的充分程度	−			
	对卫生技术评估的了解程度				
医师受益	使用新技术不会产生人身危险			+	
	使用新技术可减轻职业焦虑				
	使用新技术带来收益		+		+
个人中心网	医师网络程度中心性				
患者因素	性别		+		
	户籍地		−		
	疾病年限				
	家庭年均收入		+		
	对决策过程的满意度		+		
	对新技术的认知				
	患者参与决策得分				
	医患共同决策形式		+		

注:"+"代表正向的影响,"−"代表负向的影响。

4）配置许可政策：在设备的引进过程中，尤其是大型医用设备，由于其特殊要求，配置医院需向国家卫生行政部门申请配置许可，得到配置许可后方可采购大型医用设备。国家为防止大型医用设备的滥用，在政策上限制其配置许可数量。该项政策一定程度上限制了新型大型医用设备的引进。

5）"占比"政策：为防止药品及耗材的不合理使用，各地卫生行政部门明确规定药品与耗材的占比。由于新药及新型的耗材的价格相对较高，"占比"政策势必会使医院减少使用新技术，更多地使用常规、价廉的技术。

2. 医师个人因素 本研究纳入了医师性别、职称、工作年限及对新技术的态度几个指标。研究发现医师的性别、职称在新技术使用过程中存在影响。总体来讲，男性医师更偏向使用创新性的技术，但是具体到药物涂层支架，女性医师更偏向于使用该技术。在患者使用新技术的决策过程中，女性医师的患者更倾向于使用新技术。究其原因，研究认为女性医师与患者的沟通较为充分，可一定程度促进了患者对新技术的使用行为。另外，研究发现职称越高的医师越倾向于使用新技术。

3. 医师自我效能因素 医师的效能或收益分析项中纳入了使用新技术不会产生人身危险、使用新技术可减轻职业焦虑及使用新技术带来收益3个指标。在基于医师的使用行为的模型中发现，"使用新技术不会产生人身危险"在支架的使用中存在影响，而"使用新技术带来收益"对医师使用高通量基因测序技术具有影响；在基于患者的模型中发现，医师的受益对最终新技术在患者的使用存在显著的影响。

4. 传播途径因素 传播途径方面的两个指标分别是"使用之前是否已有医师使用"，以及"与医师交流的频率"。"与医师交流的频率"在基于医师使用行为的模型中均存在正向的影响，而"使用之前是否已有医师使用"仅在基于医师使用行为的总体分析中具有意义。表明"与同事之间的交流频率"在新技术的转化应用中起重要作用。

5. 推动力因素 研究选取企业的影响力、行业协会/学会影响力两个指标作为推动因素的考察指标。两项因素在其他模型中均没有影响，而在高通量基因测序技术的转化应用中均具有正向的影响。

6. 技术特性因素 研究选取医师感知到的新技术有效性、安全性、伦理性作为新技术特性的评价指标。研究发现，在基于医师行为的总体模型及药物涂层支架模型中，技术的有效性与安全性对医师的行为具有影响，而在高通量基因测序技术中，仅有安全性指标对医师的行为产生影响。但是在定性研究中发现，技术的安全性与有效性、技术价格因素、伦理性因素及技术的先进性是医院在新技术引进过程中考虑的因素。

7. 新技术的卫生技术评估证据因素　研究发现在基于医师使用行为的决策过程中,对卫生技术评估的了解程度是医师使用新技术行为的影响因素;在定性访谈中发现循证依据的情况也是医院引进新技术的主要考量依据。

8. 患者因素　在基于患者的模型构建中,研究纳入患者方面因素涉及患者的性别、户籍地、疾病年限、家庭年均收入、对决策过程的满意度、对新技术的认知、患者参与决策得分及医患共同决策形式。研究发现女性患者、城市户籍、家庭收入高、对决策过程满意、倾向于选择医患共同决策的患者在最终决策过程中更倾向于使用新技术。除此之外,医院在新技术引入过程中医患的满意度也是主要考量依据。

9. 社会网络因素　组织网络中,医院的程度中心性、医院中介中心性及企业程度中心性可影响医师对新技术的使用,而医师个人的社会网络指标对其使用行为并没有影响。究其原因,研究认为组织在网络中所起到的作用主要决定了一项新技术是否能被引入医院,而引入医院之后的行为主要还受行政的影响,医师本人在是否使用一项新技术方面的作用不如医院层面的影响大。

(三) 医学技术转化应用不同模式的差异性

研究构建了基于医师及基于患者使用行为的模型,发现基于医师与基于患者使用行为模型之间存在较大的差异:基于患者的使用行为主要是患者因素对最终新技术的使用产生影响,而医师对患者使用新技术的行为影响因素则主要集中在"医师感知到的受益"。研究选取的两种技术——药物涂层支架(使用时间较长的治疗技术)与高通量基因测序技术(使用时间较短的诊断技术),分别构建了基于医师使用行为的新技术转化应用模式。在社会环境与医院特点方面,高通量基因测序技术的使用受到社会环境及医院特点的影响,而药物涂层支架则基本不受其影响;支架的使用受到医师因素的影响,而高通量基因测序技术则不受其影响。在外部推动力方面,高通量基因测序技术受到企业及行业组织的影响,而支架并不受其影响。在技术特性及医师感知受益方面,高通量基因测序技术主要受该技术为医师带来收益的影响,而支架主要受医师感知到的技术对自身安全性的影响。根据不同生命周期的技术不同的传播模式,研究认为导致目前两者之间转化应用模式差异的主要原因是处于临床应用早期的诊断技术——高通量基因测序,由于其需要医院实验室的建设,其更容易受到外部宏观环境的影响。医药企业及行业组织等外部推动力对早期技术的影响度更大,而药物涂层支架技术为使用时间相对较长的治疗手术技术,其更容易受到医师本身因素的影响。在冠心病介入治疗领域,支架的使用基本已经成为常规。因此,外部推动力并不能对医师的使用行为构成影响。

二、对策建议

(一)促进卫生技术评估研究与技术转化应用研究的融合

随着近年来循证医学及药物经济学在我国相关领域逐渐被重视,越来越多的关于技术的安全性、有效性、经济性及社会伦理适应性的评估报告在学术界及产业界产生,但是对于具有成本-效果优势、安全性高、有效性高,并且不会产生伦理争议的技术,如何促进其临床应用进而造福社会,产生良好的社会效应,仍然缺乏有效的路径。由于缺乏对技术扩散的研究,部分管理决策无从选择。因此,基于这样一个考虑,将技术转化应用或技术扩散的研究与卫生技术评估的相关研究相结合,才可促进产品成功实现向临床的转化。

(二)加强各部门合作,完善相关政策机制,保证政策指向的一致性

通过本研究分析发现,目前对新技术扩散具有限制作用的政策主要是医保政策、零加成政策、集中招标政策、大型医用设备的配置许可政策及"占比"政策,各项政策的相互作用严格地限制了医院对新技术的使用。一方面,这些项政策如若实施得合理,则既可以对医院新技术的使用进行合理的控制与监管,又可以保证医院使用新技术的积极性;另一方面,如若对医院的限制较多,则更大可能会对医院新技术的使用及创新发展产生重大的不利影响,进而影响医院使用新技术的积极性。除此之外,在新技术使用过程中,"政策打架"的现象影响了新技术转化应用。许多医院(取决于领导的风格)为了创新、改革,促进医院发展,鼓励职工创新诊疗方式,鼓励对新技术的需求,甚至将其与职工的绩效考核相挂钩。这种一边有政策限制、一边有医院鼓励的"政策打架"的现象却在某种程度上浪费了资源,限制了医院的发展。因此,加强各部门合作、完善相关政策机制、保证政策指向的一致性是当前新技术管理中的首先应该考虑的问题。

(三)建立医学新技术的技术评估机制,促进其常态化发展

通过文献综述发现,目前国外对新技术的管理主要依赖于完善的卫生技术评估机制。由于我国的卫生技术评估起步较晚,因此目前虽然已经在很多决策点都显示出了卫生技术评估的依据(如在定性研究中显示医院会考虑技术的安全有效、伦理适应性、价格及循证依据的情况;在定量研究中,医师会考虑新技术的安全性、有效性及循证依据),但是在体制及制度建设中,我国并没

有形成完善的政策决策及临床决策的卫生技术评估技术筛选机制。因此,完善新技术的技术评估机制、促进其常态化发展是完善我国新技术管理体制的重要组成部分。

(四) 建立并强化"由上而下"一整套的医学新技术"事中"与"事后"监管机制

医学新技术的转化应用涉及医疗卫生行业的各个部门。因此,应促进临床医师对新技术用得合理,实现患者受益的技术使用目标;加强各行业、各部门的合作,建立并强化"由上而下"一整套的医学新技术监管机制,尤其是强化对医药企业及行业协会/学会的监管,保证医师获取到真实的信息,减少相关行业部门出于利益诱导对医师行为产生的不正确引导,确保高效的技术被用于患者疾病的治疗;同时还要强化新技术使用的"事中"与"事后"监管,与早期卫生技术评估体系相互结合,完善新技术的管理体制建设。

(五) 完善医院对于职工的奖惩机制,确保具有成本-效果,安全有效的新技术的临床使用

医学新技术的最终使用者为临床医师。因此,明确临床医师在新技术使用过程中的影响因素是促进具有成本-效果优势、安全有效的新技术成功实现知识转化的有效途径。通过本研究发现医师的自我效能评价(医师受益评价)是影响医师使用新技术的相对重要的因素。此外,技术能否被成功地运用到患者疾病的治疗中,医师的收益也是影响患者最终对于新技术使用的主要因素。基于这样一个研究结果,完善医院的绩效考核、新技术使用的奖惩机制与相关管理机制,促进新技术的合理使用,确保具有成本-效果,会促进安全有效的新技术的临床使用。

(六) 强化医患沟通交流,保证患者在新技术使用过程中的知情权,促进患者参与医疗决策

通过定性访谈发现,目前医院对使用新技术的患者的知情同意大部分是简易的、形式上的知情同意,医院层面并未考虑其特殊情形而进行特殊管理。然而,对于可能对患者产生重大影响的新技术,如本研究选取的高通量基因测序技术,由于在其使用过程可能会产生重大的社会伦理问题,国外在该技术使用的指南中均明确了深度的知情同意与患者沟通。对于这样一些新技术,在其决策使用过程中对患者知情告知是非常重要的,也是避免医患矛盾、改善医患满意度的良好方式。因此,应加强医患沟通,保证患者的知情权,促进医患共同决策。

三、主要创新点

本研究基于渥太华知识转化模型与技术扩散的 Rogers 模型。一方面,验证了两个模型的相关指标在新技术的转化应用中的作用;另一方面,本研究在知识转化及技术扩散的方法学上具有以下几方面的完善与改进。

(一) 从系统及转化的视角下,建立了基于组织及个人层面的多水平模型

社会生态理论提供了之前国内外研究欠缺的系统性多维性思考,从而把转化应用问题放在一个多层次的结构中进行解析;在知识转化的视角下,将医学新技术临床应用置于知识转化这一语境中实施分析,对全面动态地理解医学新技术的临床应用模式及其作用机制具有重要的意义。除此之外,在技术扩散领域,目前的多水平研究模型的应用相对较少,甚至说基本属于空白。多水平模型的运用使得模型的解释力度更大,同时考虑了组织在新技术引进过程中的作用,而组织恰恰是新技术在医院引进过程中非常重要的因素,将间接影响医师的行为。

(二) 医师与患者关联,探究了患者参与在新技术临床应用过程中的作用

我国大部分医疗领域处于传统决策模式状态,即医师单方面做决策,而近年来在具有重大影响的领域,如慢病管理、肿瘤治疗等领域,患者参与决策正在逐渐被重视。在本研究的新技术决策领域,由于其安全性、风险性存在很大的不确定性,经济费用较高,患者的参与显得尤为重要。本研究是首次将患者与其主治医师进行关联,研究影响新技术最终是否被用于患者的相关因素,具有重要意义。

(三) 将"行动者"的社会网络特征引入多水平的模型构建

医学新技术的临床应用受多方面因素的影响。其中,社会网络在新技术的应用中所起的作用仍待厘清。因此,明确医学新技术应用的社会网络及其影响力是实现研究目标的关键环节,也具有重要的理论与现实意义。社会网络相关研究在国外渐成显学之势,反观国内卫生管理领域,此类研究仍然处于襁褓之中。社会网络特征数据的获取必须依赖于科学化的工具,但我国人群间的社会网络具有差序格局特点。因此,即使是对国外工具实施跨文化调适,也很难直接移植于我国人群社会网络的数据调查中。本研究将社会网络研究与医学新技术转化应用模式相结合,探究医学新技术转化应用过程中组织和个人社会网络的影响及其作用机制。考虑到组织社会网和个人社会网络属于对个人行为影响的层次,故本研究运用了多水平的社会网络分析,这在国内文献中均未见相关报道。尽管国外有文献提及可将社会网络分析与医师技术使用行为相结合,但具体如何结合仍然未见有相关系统化研究,本研究在此方向上试行了创新。

(四) 在我国首次探究了卫生技术评估证据对技术扩散的影响

近年来,随着我国卫生技术评估及循证决策的快速发展,卫生技术评估证据或者说循证证据在我国临床医师的决策过程中起越来越重要的作用。反观对技术的稳定性、有效性、安全性、社会伦理影响等方面存在着广泛的未知和不确定性的新技术,在临床决策过程中,对于循证依据是否起到了应有的作用,在我国目前临床医师的诊疗行为研究中仍缺乏相关研究,而在卫生技术扩散领域更是空白。因此,本研究在我国首次探究了卫生技术评估证据对技术扩散的影响,在明确卫生技术评估在新技术的转化应用及扩散方面有着较为重要的作用。

四、研究不足之处

(1) 本研究所涉及的医院层面的部分数据、医师层面的数据、患者层面的数据及技术层面的数据大部分是通过医院管理者、医师及患者的感知得到的,对于上述数据分析并构建的模型是否与实际客观数据反映的情况一致,有待进一步的研究。

(2) 本研究构建了基于组织与个人层面的两水平模型,在宏观的社会经济层面及患者层面均由于样本量的限制无法进行构建,期待今后能获得更大的样本量进行改进。

参考文献

[1] 于坤,曹建文,傅华,等.影响医师处方行为的因素分析[J].中华医院管理杂志,2002,
    (2):31-33.
[2] 王芳,袁莎莎,李陈晨,等.患者参与在社区慢性病防治中的利用情况与效果研究
    [J].中国初级卫生保健,2016,30(1):21-23,27.
[3] 王重建,于二曼,宗上纲,等.农村适宜卫生技术推广应用影响因素分析[J].中国公共
    卫生,2011,27(10):1240-1241.
[4] 王晓飞,常峰.医师处方行为激励机制研[J].现代商贸工业,2013,25(7):163-165.
[5] 王馨,周志衡,王家骥.广州市社区医师处方行为中基本药物意向结构方程模型分析
    [J].中国全科医学,2013,16(28):2570-2573,2583.
[6] 中国卫生和计划生育委员会.中国卫生和计划生育统计年鉴(2016)[M].北京:中国
    协和医科大学出版社,2016.
[7] 尹文强,陈钟鸣,魏艳.山东省乡镇卫生院基本药物可及性研究[M].北京:中国社会
    科学出版社,2018.
[8] 叶旭春,刘朝杰,刘晓虹.基于扎根理论的互动式患者参与患者安全理论框架构建的
    研究[J].中华护理杂志,2014,49(6):645-649.
[9] 华欣洋,高婷,田磊磊,等.公立医院医师薪酬制度对医师诊疗行为的影响——以北京
    市某三级甲等医院为例[J].医学与哲学(A),2014,35(4):36-38.
[10] 刘文彬,陈英耀,茅艺伟,等.我国卫生技术评估研究成果向决策转化的理论模型构建
    [J].中国卫生政策研究,2013,6(7):7-12.
[11] 刘彤,姚佳,顾媛,等.护理人员对患者参与患者安全认知的调查[J].护理学杂志,
    2015,30(18):75-77.
[12] 刘德亮.绩效考核薪酬制度对社区医师行为影响的研究[J].大家健康(学术版),
    2014,8(23):307.
[13] 许擎鑫.影响新医疗技术使用的决定因素分析[J].中国医院管理,2011,31(10):
    19-20.
[14] 杨亚琼.结直肠癌筛检受全科医师和患者种族的影响[J].中国普外基础与临床杂志,
    2012,19(12):1271.
[15] 李易平,邱家学.支付制度、医师的行为与药物经济学的应用[J].中国药物经济学,
    2010,(1):40-47.
[16] 李晓芳,叶旭春,姜安丽.医护人员对患者参与患者安全认知的质性研究[J].护理学

杂志,2012,27(18):20-22.

[17] 宋咏堂,项红兵,罗五金. 医学新技术的特点、应用现状与对策[J]. 中国卫生事业管理,2002,(7):396-397.

[18] 张斌渊,李军,贾丽苹,等. 医护人员视野下患者参与医疗安全意愿和行为的调查分析[J]. 中国卫生质量管理,2014,21(1):64-69.

[19] 张翠华,贺加. 基于医师处方行为的影响因素及约束机制分析[J]. 中国社会医学杂志,2011,28(4):246-248.

[20] 陈卫春. 探索医师处方行为形成过程加强医师处方行为管理[J]. 江苏卫生事业管理,2014,25(3):60-62.

[21] 陈钟鸣,尹文强. 新医改背景下山东省乡村医师脆弱性研究[M]. 北京:中国社会科学出版社,2018.

[22] 陈高洁,褚淑贞. 基于计划行为理论的医师处方基本药物行为的模型构建[J]. 中国卫生事业管理,2012,29(9):666-668.

[23] 邵志伟,周瑞红,周燕,等. 患者参与用药安全管理在预防临床给药差错中的作用[J]. 护理学杂志,2012,27(9):51-52.

[24] 林红,廖卉. 湖北省宜昌市优抚医院精神科高血压患者诊疗行为分析[J]. 河北医药,2015,37(4):536-538.

[25] 国家统计局. 中国统计年鉴(2016)[M]. 北京:中国统计出版社,2016.

[26] 和经纬. 公立医院医师防御性医疗行为及其影响因素研究——基于广东省某市公立医院医师问卷调查的实证研究[J]. 中国卫生政策研究,2014,7(10):33-39.

[27] 周萍,林亦璐,夏志远,等. 2000—2014年全球新兴卫生技术发展态势分析[J]. 中国卫生质量管理,2015,22(6):99-101.

[28] 郑文贵. 报酬支付方式对公立医院医师行为的影响[J]. 山东医科大学学报(社会科学版),1999,(1):21-24.

[29] 赵保军,宋咏堂. 知识经济时代医学新技术对继续医学教育内涵的影响[J]. 中国现代医学杂志,2011,21(16):1946-1948.

[30] 胡苑之,林海,陈洁. 水平扫描在新兴卫生技术评估中的发展及启示[J]. 中国卫生资源,2013,16(1):39-40.

[31] 唐智柳. 我国卫生技术不同发展阶段的评估和管理[D]. 上海:复旦大学,2011.

[32] 崔玉明. 规制医学新技术法律维度的思考[J]. 华北煤炭医学院学报,2007,(3):399-400.

[33] ABDEKHODA M, AHMADI M, GOHARI M, et al. The effects of organizational contextual factors on physicians' attitude toward adoption of electronic medical records [J]. J Biomed Inform, 2015,53:174-179.

[34] ALLYSE M A, SAYRES L C, HAVARD M, et al. Best ethical practices for clinicians and laboratories in the provision of noninvasive prenatal testing [J]. Prenat Diagn, 2013,33(7):656-661.

[35] ALMYROUDI A, DEGNER L F, PAIKA V, et al. Decision-making preferences and information needs among Greek breast cancer patients [J]. Psychooncology, 2011,20(8):871-879.

[36] ANANIAN P, HOUVENAEGHEL G, PROTIERE C, et al. Determinants of patients' choice of reconstruction with mastectomy for primary breast cancer [J]. Ann Surg Oncol, 2004,11(8):762 - 771.

[37] ANDERSON J G, JAY S J. Computers and clinical judgment: the role of physician networks [J]. Soc Sci Med, 1985,20(10):969 - 979.

[38] ANDERSON J G, JAY S J. The diffusion of medical technology: Social network analysis and policy research [J]. Sociol Quart, 1985,26(1): 49 - 64.

[39] ANDERSON J G. Stress and burnout among nurses: a social network approach [J]. J Soc Behav Pers, 1991,6(7): 251 - 272.

[40] ANDERSON R M, FUNNELL M M. Patient empowerment: reflections on the challenge of fostering the adoption of a new paradigm [J]. Patient Educ Couns, 2005, 57(2):153 - 157.

[41] ASIIMWE C, KYABAYINZE D J, KYALISIIMA Z, et al. Early experiences on the feasibility, acceptability, and use of malaria rapid diagnostic tests at peripheral health centres in Uganda-insights into some barriers and facilitators [J]. Implement Sci, 2012,7:5.

[42] AUBER B A, HAMEL G. Adoption of smart cards in the medical sector: the Canadian experience [J]. Soc Sci Med, 2001,53(7):879 - 894.

[43] AUDET A M, SQUIRES D, DOTY M M. Where are we on the diffusion curve? Trends and drivers of primary care physicians' use of health information technology [J]. Health Serv Res, 2014,49(1 Pt 2):347 - 360.

[44] BANTA H D, GELIJNS A C. The future and health care technology: implications of a system for early identification [J]. World Health Stat Q, 1994, 47 (3 - 4): 140 - 148.

[45] BANTA H D. The diffusion of the computed tomography (CT) scanner in the United States [J]. Int J Health Serv, 1980,10(2):251 - 269.

[46] BARNETT M L, CHRISTAKIS N A, O'MALLEY J, et al. Physician patient-sharing networks and the cost and intensity of care in US hospitals [J]. Med Care, 2012,50(2):152 - 160.

[47] BEATTY P C W, BEATTY S F. Anaesthetists' intentions to violate safety guidelines [J]. Anaesthesia, 2004,59(6):528 - 540.

[48] BOOTH-CLIBBORN N, PACKER C, STEVENS A. Health technology diffusion rates. Statins, coronary stents, and MRI in England [J]. Int J Technol Assess Health Care, 2000,16(3):781 - 786.

[49] BOYER L, BELZEAUX R, MAUREL O, et al. A social network analysis of healthcare professional relationships in a French hospital [J]. Int J Health Care Qual Assur, 2010,23(5):460 - 469.

[50] BURT R S. Social contagion and innovation: cohesion versus structural equivalence [J]. Am J Sociol, 1987,92(6):1287 - 1335.

[51] CASTLE N G. Innovation in nursing homes: which facilities are the early adopters

[J]. Gerontologist, 2001,41(2):167-172.

[52] CHAMPAGNE F, DENIS J L, PINEAULT R, et al. Structural and political models of analysis of the introduction of an innovation in organizations: the case of the change in method of payment of physicians in long-term care hospitals [J]. Health Serv Manage Res, 1991,4(2):94-111.

[53] CHITAYAT D, LANGLOIS S, DOUGLAS W R, et al. Prenatal screening for fetal aneuploidy in singleton pregnancies [J]. J Obstet Gynaecol Can, 2011, 33 (7): 736-750.

[54] COLEMAN J S, MENZEL H, KATZ E. Medical innovation: a diffusion study [M]. 2nd ed. New York: Bobbs Merrill Company, 1966.

[55] CONG Z. Value of pharmaceutical innovation: the access hffects, diffusion process, and health effects of new drugs [J]. Pardee RAND Graduate School, 2009.

[56] CRESWICK N, WESTBROOK J I, BRAITHWAITE J. Understanding communication networks in the emergency department [J]. BMC Health Serv Res, 2009,9:247.

[57] DAMANPOUR F. Organizational complexity and innovation: developing and testing multiple contingency models [J]. Manage Sci, 1996,42(5): 693-716.

[58] DE JONG A, DONDORP W J, DE DIE-SMULDERS C E, et al. Non-invasive prenatal testing: ethical issues explored [J]. Eur J Hum Genet, 2010, 18 (3): 272-277.

[59] DIRKSEN C D, AMENT A J, GO P M. Diffusion of six surgical endoscopic procedures in the Netherlands. Stimulating and restraining factors [J]. Health Policy, 1996,37(2):91-104.

[60] DOUW K, VONDELING H. Selection of new health technologies for assessment aimed at informing decision making: a survey among horizon scanning systems [J]. Int J Technol Assess Health Care, 2006,22(2):177-183.

[61] EFFKEN J A, GEPHART S M, BREWER B B, et al. Using *ORA, a network analysis tool, to assess the relationship of handoffs to quality and safety outcomes [J]. Comput Inform Nurs, 2013,31(1):36-44.

[62] ESCARCE J J, BLOOM B S, HILLMAN A L, et al. Diffusion of laparoscopic cholecystectomy among general surgeons in the United States [J]. Med Care, 1995, 33(3):256-271.

[63] ESCARCE J J. Externalities in hospitals and physician adoption of a new surgical technology: an exploratory analysis [J]. J Health Econ, 1996,15(6):715-734.

[64] FARRELLY E, CHO M K, ERBY L, et al. Genetic counseling for prenatal testing: where is the discussion about disability? [J] J Genet Couns, 2012,21(6):814-824.

[65] FATTORE G, FROSINI F, SALVATORE D, et al. Social network analysis in primary care: the impact of interactions on prescribing behaviour [J]. Health Policy, 2009,92(2-3):141-148.

[66] FERLIE E, FITZGERALD L, WOOD M. Getting evidence into clinical practice: an organisational behaviour perspective [J]. J Health Serv Res Policy, 2000,5(2):

96 – 102.

[67] FOOT B, FOY R, CHAKRAVARTHY U, et al. Increasing use of a new health technology during the wait for NICE guidance: findings from the third national tracker survey of photodynamic therapy [J]. J Public Health (Oxf), 2004,26(1):52 – 55.

[68] FOOTE S B, TOWN R J. Implementing evidence-based medicine through medicare coverage decisions [J]. Health Aff (Millwood), 2007,26(6):1634 – 1642.

[69] FOY R C, FOOT B, FRANCIS J, et al. Trends in provision of photodynamic therapy and clinician attitudes: a tracker survey of a new health technology [J]. BMC Health Serv Res, 2005,34(5): 1 – 5.

[70] GAGNON M P, GODIN G, GAGNÉ C, et al. An adaptation of the theory of interpersonal behaviour to the study of telemedicine adoption by physicians [J]. Int J Med Inform, 2003,71(2 – 3):103 – 115.

[71] GAGNON M P, ORRUÑO E, ASUA J, et al. Using a modified technology acceptance model to evaluate healthcare professionals' adoption of a new telemonitoring system [J]. Telemed J E Health, 2012,18(1):54 – 59.

[72] GAGNONA M, GASTONGODINB, GAGNÉB C. An adaptation of the theory of interpersonalbehaviour to the study of telemedicine adoptionby physicians [J]. International Journal of Medical Informatics, 2003,71: 103 – 115.

[73] GATTAS D, AYER R, SUNTHARALINGAM G, et al. Carbon dioxide monitoring and evidence-based practice-now you see it, now you don't [J]. Crit Care, 2004,8(4):219 – 221.

[74] GRAHAM I D, LOGAN J. Innovations in knowledge transfer and continuity of care [J]. Can J Nurs Res, 2004,36(2):89 – 103.

[75] GREENHALGH T, ROBERT G, BATE P, et al. Diffusion of innovations in health service organizations: a systematic literature review [M]. Maiden, MA: Blackwell Publishing, 2005.

[76] GREENHALGH T, ROBERT G, MACFARLANE F, et al. Diffusion of innovations in service organizations: systematic review and recommendations [J]. Milbank Q, 2004,82(4):581 – 629.

[77] GROSSMAN M. The human capital model [J]. Handbook of Health Economics, 2000,1(1):347 – 408.

[78] GUTIERREZ-IBARLUZEA I, SIMPSON S, BENGURIA-ARRATE G, et al. Early awareness and alert systems: an overview of EuroScan methods [J]. Int J Technol Assess Health Care, 2012,28(3):301 – 307.

[79] HADORN F, COMTE P, FOUCAULT E, et al. Task-shifting using a pain management protocol in an emergency care service: nurses' perception through the eye of the rogers's diffusion of innovation theory [J]. Pain Manag Nurs, 2016,17(1): 80 – 87.

[80] HAILEY D, TOPFER L A, WILLS F. Providing information on emerging health technologies to provincial decision makers: a pilot project [J]. Health Policy, 2001,

58(1):15 - 26.

[81] HAILEY D, YU P, MUNYISIA E. Pre-implementation investigation of the readiness of allied health professionals to adopt electronic health records [J]. Stud Health Technol Inform, 2014,204:47 - 53.

[82] HASLÉ-PHAM E, ARNOULD B, SPÄTH H M, et al. Role of clinical, patient-reported outcome and medico-economic studies in the public hospital drug formulary decision-making process: results of a European survey [J]. Health Policy, 2005,71 (2):205 - 212.

[83] HILLMAN A L, SCHWARTZ J S. The adoption and diffusion of CT and MRI in the United States. A comparative analysis [J]. Med Care, 1985,23(11):1283 - 1294.

[84] HOCHRON S M, GOLDBERG P. Overcoming barriers to physician adoption of EHRs [J]. Healthc Financ Manage, 2014,68(2):48 - 52.

[85] HOU X, PANG D, LU Q, et al. Preferred and actual participation roles in operation treatment decision making of patients with colorectal cancer [J]. Int J Nurs Stud, 2014,1(4):376 - 380.

[86] INGEBRIGTSEN T, GEORGIOU A, CLAY-WILLIAMS R, et al. The impact of clinical leadership on health information technology adoption: systematic review [J]. Int J Med Inform, 2014,83(6):393 - 405.

[87] KANIS J A, HILIGSMANN M. The application of health technology assessment in osteoporosis [J]. Best Pract Res Clin Endocrinol Metab, 2014,28(6):895 - 910.

[88] KENICER D, MCCLAY CA, WILLIAMS C. A national survey of health service infrastructure and policy impacts on access to computerised CBT in Scotland [J]. BMC Med Inform Decis Mak, 2012,12:102.

[89] KIFLE M, PAYTON F C, MBARIKA V, et al. Transfer and adoption of advanced information technology solutions in resource-poor environments: the case of telemedicine systems adoption in Ethiopia [J]. Telemed J E Health, 2010,16(3):327 - 343.

[90] KUO D, GIFFORD D R, STEIN M D. Curbside consultation practices and attitudes among primary care physicians and medical subspecialists [J]. JAMA, 1998, 280 (10):905 - 909.

[91] LANGLOIS S, BROCK J A, GENETICS COMMITTEE. Current status in non-invasive prenatal detection of Down syndrome, trisomy 18, and trisomy 13 using cell-free DNA in maternal plasma [J]. J Obstet Gynaecol Can, 2013,35(2):177 - 181.

[92] LANGSETH M S, SHEPHERD E, THOMSON R, et al. Quality of decision making is related to decision outcome for patients with cardiac arrhythmia [J]. Patient Educ Couns, 2012,87(1):49 - 53.

[93] LAU T K, CHAN M K, LO P S, et al. Clinical utility of noninvasive fetal trisomy (NIFTY) test — early experience [J]. J Matern Fetal Neonatal Med, 2012,25(10): 1856 - 1859.

[94] LEE S M, KIM G, AHN J, et al. Factors influencing decision making on therapeutic interventions [J]. Int J Technol Assess Health Care, 2013,29(3):331 - 335.

[95] LETTIERI E, MASELLA C, NOCCO U. Budgeting and health technology assessment: first evidence obtained from proposal forms used to submit the adoption of new technology [J]. Int J Technol Assess Health Care, 2008,24(4):502 - 510.

[96] LIENERT J, SCHNETZER F, INGOLD K. Stakeholder analysis combined with social network analysis provides fine-grained insights into water infrastructure planning processes [J]. J Environ Manage, 2013,125:134 - 148.

[97] LU T H, HUANG Y T, LEE J C, et al. Characteristics of early and late adopting hospitals providing percutaneous coronary intervention in Taiwan [J]. J Am Heart Assoc, 2015,4(12):e002840.

[98] MAKOWSKY M J, GUIRGUIS L M, HUGHES C A, et al. Factors influencing pharmacists' adoption of prescribing: qualitative application of the diffusion of innovations theory [J]. Implement Sci, 2013,8:109.

[99] MANDELBLATT J, KRELING B, FIGEURIEDO M, et al. What is the impact of shared decision making on treatment and outcomes for older women with breast cancer? [J]. J Clin Oncol, 2006,24(30):4908 - 4913.

[100] MANSFIELD E. The economics of technological change [M]. New York: W. W. Norton & Company, Inc, 1968.

[101] MARTÍNEZ-GARCÍA A, MORENO-CONDE A, JÓDAR-SÁNCHEZ F, et al. Sharing clinical decisions for multimorbidity case management using social network and open-source tools [J]. J Biomed Inform, 2013,46(6):977 - 984.

[102] MELAS C D, ZAMPETAKIS L A, DIMOPOULOU A, et al. Modeling the acceptance of clinical information systems among hospital medical staff: an extended TAM model [J]. J Biomed Inform, 2011,44(4):553 - 564.

[103] MILEWA T. Health technology adoption and the politics of governance in the UK [J]. Soc Sci Med, 2006,63(12):3102 - 3112.

[104] MOWATT G, THOMSON M A, GRIMSHAW J, et al. Implementing early warning messages on emerging health technologies [J]. Int J Technol Assess Health Care, 1998,14(4):663 - 670.

[105] NAKATA N, WANG Y, BHATT S. Trends in prenatal screening and diagnostic testing among women referred for advanced maternal age [J]. Prenat Diagn, 2010, 30(3):198 - 206.

[106] O'SULLIVAN C T. The adoption of drug-eluting cardiac stent technology: an application of roger's model [D]. Iowa: University of Iowa, 2008.

[107] PACKER C, SIMPSON S, STEVENS A. International diffusion of new health technologies: a ten-country analysis of six health technologies [J]. Int J Technol Assess Health Care, 2006,22(4):419 - 428.

[108] POULIN P, AUSTEN L, SCOTT C M, et al. Multi-criteria development and incorporation into decision tools for health technology adoption [J]. J Health Organ Manag, 2013,27(2):246 - 265.

[109] PUTZER G J, PARK Y. The effects of innovation factors on smartphone adoption

among nurses in community hospitals [J]. Perspect Health Inf Manag, 2010, 7 (Winter):1b.

[110] RHO M J, CHOI I Y, LEE J. Predictive factors of telemedicine service acceptance and behavioral intention of physicians [J]. Int J Med Inform, 2014, 83(8):559 – 571.

[111] ROGERS E. Diffusion of Innovations [M]. 5th ed. New York: Free Press, 2003.

[112] ROMEO A A, WAGNER J L, LEE R H. Prospective reimbursement and the diffusion of new technologies in hospitals [J]. J Health Econ, 1984, 3(1):1 – 24.

[113] RUSSELL L B. Technology in hospitals: medical advances and their diffusion [M]. Washington DC: The Brookings Institution, 1979.

[114] SALES A E, ESTABROOKS C A, VALENTE T W. The impact of social networks on knowledge transfer in long-term care facilities: protocol for a study [J]. Implement Sci, 2010, 5:49.

[115] SHAY L A, LAFATA J E. Where is the evidence? a systematic review of shared decision making and patient outcomes [J]. Med Decis Making, 2015, 35(1): 114 – 131.

[116] SHINN L. The impact of star physicians on diffusion of a medical technology: the case of laparoscopic gastric bypass surgery [J]. J Health Care Finance, 2014, 40(3): 67 – 85.

[117] SHULMAN R, MILLER F A, DANEMAN D, et al. Valuing technology: a qualitative interview study with physicians about insulin pump therapy for children with type 1 diabetes [J]. Health Policy, 2016, 120(1):64 – 71.

[118] SICOTTE C, TAYLOR L, TAMBLYN R. Predicting the use of electronic prescribing among early adopters in primary care [J]. Can Fam Physician, 2013, 59(7):e312 – e321.

[119] SIMONEN O, VIITANEN E, LEHTO J, et al. Knowledge sources affecting decision-making among social and health care managers [J]. J Health Organ Manag, 2009, 23(2):183 – 199.

[120] SIMPSON S, PACKER C, CARLSSON P, et al. Early identification and assessment of new and emerging health technologies: actions, progress, and the future direction of an international collaboration — EuroScan [J]. Int J Technol Assess Health Care, 2008, 24(4):518 – 525.

[121] SMITH P B, BUZI R S. Reproductive health professionals' adoption of emerging technologies for health promotion [J]. Health Informatics J, 2014, 20(4):250 – 260.

[122] SORENSON C, DRUMMOND M, BURNS L R. Evolving reimbursement and pricing policies for devices in Europe and the United States should encourage greater value [J]. Health Aff (Millwood), 2013, 32(4):788 – 796.

[123] TUNG F C, CHANG S C, CHOU C M. An extension of trust and TAM model with IDT in the adoption of the electronic logistics information system in HIS in the

medical industry [J]. Int J Med Inform, 2008,77(5):324 - 335.

[124] VAN DEN BERG M, TIMMERMANS D R, TEN KATE L P, et al. Are pregnant women making informed choices about prenatal screening? [J]. Genet Med, 2005, 7(5):332 - 338.

[125] VANDERVEEN K A, PATERNITI D A, KRAVITZ R L, et al. Diffusion of surgical techniques in early stage breast cancer: variables related to adoption and implementation of sentinel lymph node biopsy [J]. Ann Surg Oncol, 2007,14(5): 1662 - 1669.

[126] WALLEN G R, BROOKS A T. To tell or not to tell: shared decision making,CAM use and disclosure among underserved patients with rheumatic diseases [J]. Integr Med Insights, 2012,7:15 - 22.

[127] WANG G X. A network approach for researching political feasibility of healthcare reform: the case of universal healthcare system in Taiwan [J]. Soc Sci Med, 2012, 75(12):2337 - 2344.

[128] WILLIAM C, ALDERSON P, FARSIDES B. Too many choices? Hospital and community staff reflect on the future of prenatal screening [J]. Soc Sci Med, 2002, 55(5):743 - 753.

[129] WONG H S, ZHAN C, MUTTER R. Do different measures of hospital competition matter in empirical investigations of hospital behavior [J]. Rev Ind Organ, 2005, 26(1):27 - 60.

[130] WONODI C B, PRIVOR-DUMM L, AINA M, et al. Using social network analysis to examine the decision-making process on new vaccine introduction in Nigeria [J]. Health Policy Plan, 2012,27 Suppl 2:ii27 - 38.

[131] WOODWARD A, FYFE M, HANDULEH J, et al. Diffusion of e-health innovations in 'post-conflict' settings: a qualitative study on the personal experiences of health workers [J]. Hum Resour Health, 2014,12:22.

[132] ZHANG X, YU P, YAN J, et al. Using diffusion of innovation theory to understand the factors impacting patient acceptance and use of consumer e-health innovations: a case study in a primary care clinic [J]. BMC Health Serv Res, 2015, 15:71.

[133] ZHENG Y, HUANG W, XIAO B, et al. Preferences for participation in shared decision-making among cataract patients in urban southern China: a cross-sectional study [J]. Lancet, 2016,388:S56.

编号：_____

医学新技术调查——医师调查表

____省____市____县(区) 单位全称：_____ 姓名：_____ 联系方式：_____

您好！感谢您参与由卫生部卫生技术评估重点实验室(复旦大学)开展的国家自然科学基金项目"医学新技术转化应用模型构建及实证研究"问卷调查。该问卷旨在了解我国医学新技术临床应用情况及不同群体的认知与行为意向等，以促进医学新技术的合理使用，为宏观管理提供决策依据。所得的数据及信息将完全保密，仅用于科学研究。再次感谢您的支持！

以下每一个问题请按照您的实际情况填写，选择题除特别说明为"多选"外，均为单选。

一、个人基本情况

1. 您的性别：_____ ① 男 ② 女

2. 您的出生年份：_____年

3. 婚姻状况：_____ ① 未婚 ② 已婚 ③ 离婚 ④ 丧偶 ⑤ 其他：_____(请注明)

4. 最高学历：_____ ① 初中及以下 ② 中专(高中) ③ 大专 ④ 本科 ⑤ 硕士 ⑥ 博士

5. 专业技术职务：_____ ① 无 ② 住院医师 ③ 主治医师 ④ 副主任医师 ⑤ 主任医师

6. 行政职务：_____ ① 无 ② 有

7. 您所在的科室：_____ ① 内科 ② 外科 ③ 妇产科 ④ 儿科 ⑤ 五官科 ⑥ 中医科 ⑦ 急诊科 ⑧ 麻醉科 ⑨ 保健科 ⑩ 医技科室 ⑪ 全科诊室 ⑫ ICU ⑬ 其他：_____(请注明)

8. 您所在的科室是否为重点专科：_____ ① 否 ② 是，为_____ a. 国家级重点专科 b. 省级重点专科 c. 市级重点专科 d. 其他：_____ (请注明)

9. 您的教育背景：_____　① 临床医学　② 药学　③ 预防医学　④ 其他：_____（请注明）

10. 您的工作总年限为_____年；从事本专业年限为_____年；在本医院工作_____年

11. 您的聘用形式为_____　① 正式在编　② 合同聘任　③ 退休返聘　④ 其他：_____（请注明）

12. 您的年均收入约为_____
① 10 万以下　② 10～20 万(含 10 万)　③ 20～30 万　④ 30～40 万　⑤ 40～50 万　⑥ 50 万以上

13. 您是否在行业学会/协会担任相关职务？_____　① 否　② 是

二、医师对医学新技术的认知、态度及使用意愿

14. 您对本专业领域内的医学新技术的了解程度如何？_____
① 非常不了解　② 比较不了解　③ 一般　④ 比较了解　⑤ 非常了解

15. 一般而言,您对使用新技术的态度是_____
① 非常不支持　② 比较不支持　③ 一般　④ 比较支持　⑤ 非常支持

16. 一般而言,您是否愿意使用新技术开展疾病的诊断或治疗？_____
① 非常不愿意　② 比较不愿意　③ 一般　④ 比较愿意　⑤ 非常愿意

17. 您从以下渠道获取本专业的医学新技术信息的频率如何？请对每个途径进行重要性评分。

信息渠道	使用频率 ①没有；②每年 1 次；③每半年 1～5 次；④每月 1～4 次；⑤每周＞1 次	重要性 ①非常低；②比较低；③一般；④比较高；⑤非常高
大众传媒/杂志广告		
国内外学术期刊		
科室培训		
医药/器械生产商和供应商介绍		
国内外学术会议		
同医院同事介绍		

（续表）

信息渠道	使用频率 ①没有；②每年 1 次；③每半年 1～5 次；④每月 1～4 次；⑤每周＞1 次	重要性 ①非常低；②比较低；③一般；④比较高；⑤非常高
国内同行交流（非学术会议）		
国外同行交流（非学术会议）		
政府相关部门网站（如国家食品药品监督管理局）		
国外新兴技术网站（如 EuroScan 等）		
专业学会/协会介绍		
其他（请填写）：_____		

18. 您认为现有的信息渠道能否满足您对医学新技术的信息需求？_____
　　① 非常不满足　② 比较不满足　③ 一般　④ 比较满足　⑤ 非常满足

19. 贵单位能够提供的相关电子资源能否满足您对医学新技术的信息需求？_____
　　① 非常不满足　② 比较不满足　③ 一般　④ 比较满足　⑤ 非常满足

20. 您在新技术的临床决策过程中,相关证据的选择标准如何？_____（可多选）
　　① 研究证据是否来自经同行评审的杂志　② 证据的适用性(结果和结论在不同人群、地点的推广价值)　③ 研究证据的公正性　④ 研究证据是否为患者所关心的问题　⑤ 研究设计的可行性　⑥ 研究证据改变现有医学实践的可能性　⑦ 研究证据的类型　⑧ 研究证据本身的强度　⑨ 研究证据的内部真实性(方法、结果、结论)　⑩ 研究结果本身是否具有研究价值

21. 您在新技术的临床决策过程中,对于相关证据的获取来源为_____（可多选）
　　① 国外权威专业杂志　② 国内权威专业杂志　③ 灰色文献　④ 在研的临床研究证据　⑤ 国内外学术会议　⑥ 教科书籍　⑦ 调研研究报告(非学术文章)　⑧ 相关临床指南　⑨ 专家共识　⑩ 网上信息　⑪ 其他：_____（请注明）

三、医师对医学新技术的使用行为

22. 您认为,现我国医学新技术的临床应用情况为_____
    ① 太多而且泛滥了　② 相对较多且充分　③ 发展速度适中,基本满足需求
    ④ 应用不足,仍需加强　⑤ 远远不够,无法满足病患需求

23. 您是否曾使用过本专业的新技术?_____(此处的"新技术"是指在贵医院首次或首批使用的某一项技术)
    ① 否　② 是

24. 在您使用该新技术之前/目前,医院内是否已经有医师使用了该新技术?_____
    ① 是　② 否　③ 不清楚

25. 您在临床使用新技术的频率如何?_____
    ① 非常低　② 比较低　③ 一般　④ 比较高　⑤ 非常高

26. 您平时与同事交流新技术使用的频率如何?_____
    ① 非常低　② 比较低　③ 一般　④ 比较高　⑤ 非常高

27. 您在平时与医疗企业人员交流新技术的频率如何?_____
    ① 非常低　② 比较低　③ 一般　④ 比较高　⑤ 非常高

28. 以下各项内容中,哪些因素会影响您对新技术的使用行为?(请在相应格子内打钩"√")

内容	影响程度					
	没有影响	很低	比较低	一般	比较高	很高
与传统技术相比,新技术的疗效						
与传统技术相比,新技术的安全性						
与传统技术相比,新技术的费用						
与传统技术相比,新技术的伦理性						
新技术与您诊疗习惯的适应性						
使用新技术的方便性						
使用新技术带来的成就感						
新技术对自己开展工作的必要性						

（续表）

内容	影响程度					
	没有影响	很低	比较低	一般	比较高	很高
新技术与医院其他系统的兼容性						
使用新技术的收益回报率						
使用新技术对医患关系的影响						
使用新技术对患者满意度的影响						
目前的政策环境						
新技术研究证据的强度与可靠性						
患者病情严重程度						
患者的主观要求						
使用过相应技术的同事介绍						
医疗企业的宣传推广						
医院领导者的态度						
新技术的相关培训情况						
自己过去使用相关技术的经验						
其他（请填写）：_____						

四、医学新技术应用过程中的相关影响因素

29. 您认为在新技术的临床推广使用中，谁是主要的推动者？_____（按重要性由大到小选择前三项）

    ① 医疗生产企业　② 医疗流通企业　③ 医院层面的管理者　④ 有名望的医师　⑤ 医疗保险管理部门　⑥ 食品药品监督管理部门　⑦ 卫生行政部门　⑧ 行业协会/学会　⑨ 患者　⑩ 辅助产品的生产企业　⑪ 其他：_____（请注明）

30. 您是否参加过医学新技术的相关培训？① 是,培训组织者是＿＿＿＿＿(可多选)
② 否
① 所在科室　② 所在医院　③ 其他医院　④ 行业学会/协会　⑤ 医疗生产企
业　⑥ 医疗流通企业　⑦ 科研院所　⑧ 高校　⑨ 政府相关部门　⑩ 其他:
＿＿＿＿＿(请注明)

31. 贵医院开展医学新技术相关培训的频率？＿＿＿＿＿
① 基本不开展　② 频率比较低　③ 一般　④ 频率比较高　⑤ 经常开展

32. 您是否就新技术的使用问题征求过患者的意见？＿＿＿＿＿① 是　② 否

33. 患者是否向您表达过自己的主观诉求？＿＿＿＿＿① 是　② 否

34. 您针对新技术的什么问题向患者进行过解释？＿＿＿＿＿(可多选)
① 技术的安全性、风险性　② 技术的治疗效果　③ 使用该技术的相关花费
④ 使用该技术可能造成的损伤　⑤ 后续的治疗　⑥ 其他:＿＿＿＿＿(请注明)

35. 患者的主观要求会在多大程度上影响您使用技术对其进行临床的诊断或治疗？
＿＿＿＿＿
① 非常少　② 较少　③ 一般　④ 较多　⑤ 非常多

36. 通常来讲,患者的诉求是否合理？＿＿＿＿＿
① 非常不合理　② 比较不合理　③ 一般　④ 比较合理　⑤ 非常合理

37. 在医学新技术的使用过程中,决策通常是如何做出的？＿＿＿＿＿
① 患者独自选择　② 听取医师的建议后,患者选择　③ 与患者共同选择
④ 在告知患者后,医师选择　⑤ 医师独自选择　⑥ 不清楚

38. 医疗企业的行为是否会对您使用新技术的行为产生影响？＿＿＿＿＿① 是
② 否

39. 医疗企业的哪些行为会影响到您对医学新技术的使用？＿＿＿＿＿(可多选)
① 学术文章发表　② 面对面的拜访、宣传推广等　③ 赞助医院活动或学术会议
④ 新媒体平台或网络推送宣传　⑤ 提供相关的学习机会　⑥ 通过做好对行政
管理部门或第三方支付方的工作　⑦ 提高患者的主动需求　⑧ 慈善促销活动
⑨ 其他:＿＿＿＿＿(请注明)

40. 您认为行业学会/协会在该领域的医学新技术推广与扩散过程中所起到的作用
＿＿＿＿＿
① 非常小　② 比较小　③ 一般　④ 比较大　⑤ 非常大

41. 行业学会/协会一般通过什么途径影响新技术的使用？＿＿＿＿＿(可多选)
① 制定相关行业指南　② 定期举办培训班　③ 定期举办学术会议　④ 邀请早
期开展新技术的权威医生讲授　⑤ 邀请相关企业进行新技术的宣传　⑥ 其他:
＿＿＿＿＿(请注明)

五、医师对医学新技术的感知

42. 以下各项内容中,请根据您在临床实践中的感知进行评定。(请在相应格子内打钩"√")

医师对新技术的感知	非常 不同意	比较 不同意	一致	比较 同意	非常 同意
与我的专业技能是相适应的					
提升了我的工作效率					
使得疾病的诊断/治疗更容易					
与目前其他诊断/治疗系统相适应					
使用新技术会减轻我的焦虑					
可为我带来一定的收益					
与患者的卫生服务需求相适应					
可以改善医患关系					
可以改善患者满意度					
是符合相关政策的要求					
可以提升我的技术水平					
与我的职业发展相适应					
促进了医院的发展					
通常可减少伦理争论					
医学新技术学习起来较容易					
医学新技术疗效比较好					
医学新技术安全性比较好					
医学新技术花费比较低					
医学新技术服务质量比较好					
医学新技术可一定程度弥补目前疾病诊断或治疗方面的不足					

（续表）

医师对新技术的感知	非常 不同意	比较 不同意	一致	比较 同意	非常 同意
掌握医学新技术不需要专门培训					
医学新技术的使用不会影响我的个人安全					

六、医师对卫生技术评估的认识

43. 以您是否了解"卫生技术评估（health technology assessment，HTA）"的概念？

　　_____

　　① 完全了解　② 听说过,但不了解　③ 完全不了解（跳至第 45 题）

44. 您第一次接触到这个概念是通过什么方式？ _____

　　① 学术会议　② 培训班　③ 同行交流　④ 学术期刊　⑤ 大众媒体平台

　　⑥ 其他:_____（请注明）

45. 您了解以下哪些概念？ _____（可多选）

　　① 卫生经济学评价　② 药物经济学评价　③ 效果评价　④ 伦理评价　⑤ 安全性评价　⑥ Meta 分析

（谢谢您的帮助!）

附表2 患者调查表

编号_____

医学新技术调查——患者调查表

就诊医疗机构：_____省_____市_____区(县)_____医院

您好！感谢您参与由卫生部卫生技术评估重点实验室(复旦大学)开展的国家自然科学基金项目"医学新技术转化应用模型构建及实证研究"问卷调查。

下述问题中所涉及的医学新技术是指在医院中新近使用的药物、设备、诊疗程序、手术等。以下每一个问题请按照您的实际情况填写,选择题除特别说明为"多选"外,均为单选。患者本人或患者家属填写均可。

一、个人基本情况

1. 您的性别是：_____ ① 男　② 女

2. 您出生年份为：_____年

3. 是否本地常住人口：_____ ① 是　② 否

4. 家庭户籍所在地：_____ ① 农村　② 城市　③ 其他：_____(请注明)

5. 您所就诊的科室是：_____ ① 内科　② 外科　③ 妇产科　④ 儿科　⑤ 五官科　⑥ 中医科　⑦ 急诊科　⑧ 保健科　⑨ 全科诊室　⑩ ICU　⑪ 其他：_____(请注明)

6. 您本次就医主要疾病是：_____

7. 您当前疾病首次诊断确诊是否本医院：_____ ① 是　② 否,确诊医院为：_____
   a. 诊所　b. 村卫生室　c. 卫生院　d. 社区卫生服务中心　e. 县/县级市/省辖市区属卫生机构　f. 省辖市/地区/直辖市区属卫生机构　g. 省/直辖市属及以上卫生机构　h. 其他：_____(请注明)

8. 您当前疾病的严重程度为：_____
   ① 不严重　② 比较不严重　③ 一般　④ 比较严重　⑤ 非常严重

9. 您患当前疾病已经多长时间？_____
   ① 1年以内　② 3年以内　③ 5年以内　④ 超过5年

10. 您参加了哪些医疗保险?_____(可多选)
① 公费医疗　② 城镇职工基本医疗保险　③ 城镇居民基本医疗保险　④ 新型农村合作医疗　⑤ 商业医疗保险　⑥ 其他:_____(请注明)　⑦ 没参加任何保险

11. 您的最高学历是_____
① 小学及以下　② 初中　③ 高中(中专)　④ 大专或同等学历　⑤ 本科　⑥ 研究生

12. 您家庭所有成员中的最高学历是_____
① 小学及以下　② 初中　③ 高中(中专)　④ 大专或同等学历　⑤ 本科　⑥ 研究生

13. 您的职业:_____
① 机关企事业单位管理者　② 专业技术人员　③ 一般办事人员　④ 商业/服务业员工作　⑤ 个体工商户　⑥ 非农户产业工人　⑦ 农业劳动者(从事农林牧渔工作)　⑧ 学生　⑨ 离退休　⑩ 其他:_____(请注明)

14. 您的家庭年人均收入约为:_____
① 5 万以下　② 5~10 万(含 5 万)　③ 10~15 万　④ 15~20 万　⑤ 20~25 万　⑥ 25 万以上

二、患者对医学新技术的认知

15. 您认为,一项新的医学新技术,应具备什么特点?(可多选)_____
① 安全可靠　② 治疗效果好　③ 费用花费合理　④ 使用便利　⑤ 病患体验更好(减少疼痛及不良反应等)　⑥ 科技创新意义强　⑦ 其他:_____(请注明)

16. 您对自己所患疾病领域的相关医学新技术的关注程度如何?_____
① 非常不关注　② 比较不关注　③ 一般　④ 比较关注　⑤ 非常关注

17. 您一般会通过什么途径了解医学新技术相关信息?(可多选)_____
① 纸质媒体(报纸、杂志等)　② 互联网　③ 新媒体(手机软件 APP、微信推送等)　④ 亲朋好友介绍　⑤ 医务人员介绍　⑥ 社区宣传　⑦ 医院派发的学习手册　⑧ 医药企业宣传　⑨ 零售药店宣传　⑩ 自主学习医学专业知识　⑪ 其他:_____(请注明)

18. 总体来说,您对医学新技术临床使用的态度:_____
① 非常不支持　② 比较不支持　③ 一般　④ 比较支持　⑤ 非常支持

三、患者对医学新技术的诉求

19. 您是否愿意使用医学新技术进行疾病治疗?_____

① 非常不愿意　② 比较不愿意　③ 一般　④ 比较愿意　⑤ 非常愿意（选择
④或⑤请跳至 21 题）

20. 如果不愿意使用,您的最主要考虑是什么? ＿＿＿＿（多选）
① 安全性、风险性不确定　② 疗效不确定　③ 费用比较高　④ 无法保障我的
隐私权、知情权等　⑤ 不信任医师　⑥ 报销比例比较低　⑦ 不良反应比较大
⑧ 使用不方便　⑨ 其他:＿＿＿＿（请注明）

21. 如果愿意使用,您的主要考虑是什么? ＿＿＿＿（多选）
① 比较安全可靠　② 疗效比较好　③ 费用比较低　④ 可以保障我的隐私权、
知情权等　⑤ 信任医师　⑥ 医保报销比例较高　⑦ 不良反应比较小　⑧ 新技
术使用方便　⑨ 其他:＿＿＿＿（请注明）

四、患者参与治疗中新技术的使用行为及临床决策情况

22. 就医学技术的使用,您是否向医师表达过自己的需求或想法? ＿＿＿＿① 是
② 否(跳至 24 题)

23. 您的诉求能否得到解决? ＿＿＿＿
① 完全没有得到　② 小部分得到　③ 一般　④ 大部分得到　⑤ 完全得到

24. 请根据您的实际情况回答下表中的问题,在相应位置打钩。（请在相应格子内打
钩"√"）

内容	非常不同意	比较不同意	一般	比较同意	非常同意
医师告诉过我治疗我所患疾病可供选择的医学技术					
医师向我解释了不同医学技术的优势与劣势					
所有相关信息,医师都清楚地向我说明白,让我能很好地理解					
医师询问过我,更倾向选择哪项医学技术					
我与医师一起权衡过不同技术的利弊					
我与医师共同决定了最终使用的医学技术					

（续表）

内容	非常 不同意	比较 不同意	一般	比较 同意	非常 同意
我与医师对具体如何应用该种医学技术达成了共识					
医师鼓励我参与疾病诊断或治疗技术的选择					
在新技术的选择过程中,我与医师有着充分的交流时间					

25. 您对疾病治疗技术的使用,一般是如何选择的? _____
　　① 我独自选择　② 听取医师的建议后进行选择　③ 与医师共同选择　④ 医师在告诉我后,医师选择　⑤ 医师独自选择　⑥ 不清楚

26. 对于疾病治疗技术的使用,您自己偏爱或期望的选择方式是_____
　　① 我独自选择　② 听取医师的建议后进行选择　③ 与医师共同选择　④ 医师在告诉我后,医师选择　⑤ 医师独自选择　⑥ 不清楚

27. 医师就新技术诊断或治疗疾病的什么问题进行过解释? _____(可多选)
　　① 安全性、风险性　② 治疗效果　③ 相关花费　④ 不良反应　⑤ 注意事项
　　⑥ 后续治疗方案　⑦ 备选方案优势与劣势　⑧ 其他:_____(请注明)
　　⑨ 无(请跳过下一题)

28. 一般来说,医师解释过相关问题后,您是否更了解该新技术? _____① 是
　　② 否

29. 医师就使用新技术诊断或治疗疾病的什么问题征求过您的意见? _____(可多选)
　　① 费用承担能力　② 医保报销水平　③ 风险承受能力　④ 家庭休养、照护条件　⑤ 疾病治疗预期　⑥ 后续治疗方案的选择　⑦ 对于技术选择的个人偏好
　　⑧ 其他:_____(请注明)　⑨ 无

30. 您在疾病治疗技术的选择过程中,对医师服务的满意度如何? _____
　　① 非常不满意　② 比较不满意　③ 一般　④ 比较满意　⑤ 非常满意

五、患者对医学新技术的感知

31. 您最终是否使用了医学新技术进行诊断或治疗:_____① 是(请跳至33题)
　　② 否

32. 通常来讲,您最终没有使用医学新技术的主要原因是_____(可多选)(请结束问卷填答)
　　① 医师不建议使用　② 亲朋好友建议不要使用　③ 个人偏好原因　④ 客观病情决定　⑤ 花费比较高　⑥ 医保报销比例低　⑦ 技术安全性、风险性不确定　⑧ 技术效果不确定　⑨ 不良反应比较大　⑩ 新技术使用起来不方便　⑪ 可能存在侵犯隐私或其他伦理问题　⑫ 其他:_____(请注明)

33. 通常来讲,您最终使用了医学新技术的主要原因是_____(可多选)
　　① 医师建议使用　② 亲朋好友建议使用　③ 个人偏好原因　④ 客观病情决定　⑤ 花费比较少　⑥ 医保报销比例高　⑦ 技术安全性比较好　⑧ 技术效果比较好　⑨ 不良反应比较小　⑩ 新技术使用起来方便　⑪ 不会导致伦理问题　⑫ 其他:_____(请注明)

34. 您在使用新技术过程中,是否发生过不良反应?_____① 是　② 否(请跳至36题)

35. 您使用新技术发生的不良反应,是否被及时地报告给医院或相关供应商?_____① 是　② 否

36. 您对新技术使用的总体满意度如何?_____
　　① 非常差　② 比较差　③ 一般　④ 比较好　⑤ 非常好

37. 使用新技术治疗后,您的总体体验(不良反应、疼痛等)如何?_____
　　① 非常差　② 比较差　③ 一般　④ 比较好　⑤ 非常好

38. 使用新技术治疗后,您觉得它在安全性、风险性方面如何?_____
　　① 非常差　② 比较差　③ 一般　④ 比较好　⑤ 非常好

39. 使用新技术治疗后,您觉得它在效果方面如何?_____
　　① 非常差　② 比较差　③ 一般　④ 比较好　⑤ 非常好

40. 使用新技术治疗后,您觉得它在费用方面如何?_____
　　① 非常高　② 比较高　③ 差不多　④ 比较低　⑤ 非常低

41. 关于新技术的临床应用,您还有什么意见愿意表达?
　　_____
　　_____

(祝您早日康复!)

附表3 缩略词中英文对照表

英文缩写	英文全称	中文全称
FDA	Food and Drug Administration	食品药品监督管理局
KT	knowledge translation	知识转化
OMRU	Ottawa model of research use	渥太华研究利用理论模型
NIPT	non-invasive prenatal testing	非侵入性产前筛查技术
DES	drug eluting stent	药物涂层支架
MLM	multilevel modeling	多水平模型
KTA	knowledge to action	知识到行动
TRA	theory of reasoned action	理性行为理论
TPB	theory of planned behavior	计划行为理论
TAM	technology acceptance model	技术接纳理论
SDM	shared decision making	医患共同决策
SDM - Q - 9	shared decision making-questionnaire-9	医患共同决策9条目量表
ICC	intra-class correlation	组内相关
GDP	gross domestic product	国内生产总值
HTA	health technology assessment	卫生技术评估

后 记

本书定稿之时,掩卷深思,课题研究中的快乐与收获、艰辛与付出已经成为美好的回忆,深深的谢意永存心间。

首先我们要感谢那些在百忙之中参与我们问卷填写和访谈的每一位医院管理者、医生及患者,感谢所有参与我们课题调研的医疗机构。他们接受我们访谈的时候,有的刚接诊完患者,有的刚巡视完病房,有的刚出差回到单位。他们对工作严谨负责、接受访谈和填写问卷时仔细认真,正是他们的全力配合保证了本课题的顺利实施。

同时我们要感谢课题组川北医学院柯雄教授对于本课题社会网络问卷设计及四川省现场的协调与支持。感谢课题组薛迪教授、徐望红教授、周萍教授、邓伟老师的付出。在本研究的选题、设计、申请、调研、资料分析及本书的撰写、修改过程中,各位老师给提出了大量宝贵意见。感谢课题组刘芳、李福明、夏宇、池迅由之、何露洋、孙辉、王弓茹、覃肖潇、李达、黄镇等同学在课题现场调查及数据整理、录入与分析过程中的努力与付出。

衷心感谢杜兰大学施李正教授在研究设计及论文撰写方面给予了我们课题组悉心的指导与帮助。施教授关于本课题的指导建议为本课题的设计提供了清晰的思路。同样感谢美国哈佛大学于浩教授与加拿大劳伦森大学庞伟明教授给予本课题论文撰写方面的悉心指导。感谢国际卫生技术评估杂志主编 Wendy Babidge 教授给予我们本课题相关英文文章撰写方面的指导与帮助。在与这些教授的交流与邮件往来过程中,我们对于学术、对于科研有了更为深入的认知,更加坚定了坚守科研之路的信念,不忘初心,踏实前行。

本书是国家自然科学基金委员会面上项目《医学新技术转化应用模型构建及实证研究(批准号:71573044)的最终成果之一。在此衷心感谢国家自然科学基金委员会的资助。

感谢复旦大学公共卫生学院提供出版基金的支持,也感谢复旦大学出版社魏岚主编和责任编辑对本书出版的精心加工和审校。

陈英耀　魏　艳　明　坚
2022 年 11 月

图书在版编目(CIP)数据

医学新技术转化应用模型构建及实证研究/陈英耀,魏艳,明坚著.—上海：复旦大学出版社,
2023.1
(复旦大学公共卫生与预防医学一流学科建设:健康中国研究院系列)
ISBN 978-7-309-15844-1

Ⅰ.①医… Ⅱ.①陈… ②魏… ③明… Ⅲ.①医学-高技术-应用模型-研究-中国 Ⅳ.①R-12

中国版本图书馆 CIP 数据核字(2021)第 159257 号

医学新技术转化应用模型构建及实证研究
陈英耀 魏 艳 明 坚 著
责任编辑/张 怡

复旦大学出版社有限公司出版发行
上海市国权路 579 号 邮编：200433
网址：fupnet@ fudanpress.com http://www.fudanpress.com
门市零售：86-21-65102580 团体订购：86-21-65104505
出版部电话：86-21-65642845
常熟市华顺印刷有限公司

开本 787×1092 1/16 印张 13.5 字数 235 千
2023 年 1 月第 1 版
2023 年 1 月第 1 版第 1 次印刷

ISBN 978-7-309-15844-1/R·1899
定价：98.00 元